CONTRIBUTION A L'ÉTUDE

DU

NON-RESTRAINT

PAR

Manuel TAGLE Y ALFONSO

Docteur en Médecine de la Faculté de Paris.

PARIS

ADRIEN DELAHAYE ET EMILE LECROSNIER, ÉDITEURS

23, PLACE DE L'ÉCOLE-DE-MÉDECINE, 23

—

1885

AVANT-PROPOS

Pour faire une étude complète du non-restraint, il faudrait envisager non seulement le traitement des aliénés sans moyens coercitifs, mais encore étudier l'organisation intime et la construction des asiles.

Un travail de ce genre comporterait de trop longs développements pour qu'il nous soit possible de le faire entrer en entier dans le cadre trop étroit d'une thèse de doctorat; aussi nous bornerons-nous à étudier les seules questions qui font partie du domaine purement médical, laissant de côté celles qui s'en éloignent plus ou moins.

Nous diviserons notre travail ainsi limité en deux parties : le système coercitif d'un côté, le non-restraint de l'autre; nous mettrons ainsi en regard ces deux systèmes opposés, afin de faire mieux ressortir les graves inconvénients du premier, comparés aux excellents résultats fournis par le second.

Enfin nous terminerons par l'exposé d'un certain nombre d'observations presque toutes personnelles, et venant à l'appui de notre théorie.

Avant d'entrer dans notre sujet, qu'il nous soit permis, dès à présent, d'offrir à notre excellent maître M.

Magnan, l'hommage respectueux de nos plus sincères remerciements pour le bienveillant intérêt qu'il n'a cessé de nous témoigner, en nous guidant dans nos travaux, et en nous autorisant à puiser dans son service les éléments de notre étude.

CHAPITRE I.

DU SYSTÈME COERCITIF

§ I. — Coercition physique : Liens 1° Appareils fixes : Différents appareils fixes ; fauteuils de coercition ; camisole et fixation au lit. 2° Appareils mobiles ; leur étude historique.

§ II. Contrainte morale : Terreur (bains d'immersion; Coups) Crainte : (Douches).

Tous les médecins qui ont traité l'aliénation mentale par le système coercitif, se sont efforcés de maîtriser l'élément musculaire à l'aide de procédés mécaniques, et de réprimer les désordres intellectuels, en cherchant à influencer l'élément moral.

§ I. — Coercition physique.

Guislain (1) définit ainsi la coercition physique : « Enchaîner les actions des muscles volontaires par une force extérieure. »

Au moyen âge, et même longtemps après, nous voyons emprisonner les aliénés, tandis que les idiots, les imbéciles, les déments, qu'on considérait comme inoffensifs, étaient laissés en liberté. C'est qu'à cette époque, le seul but était de mettre la société à l'abri des dangers que ces malheureux présentaient pour elle.

(1) *Traité de l'aliénation mentale*, page 260.

Plus tard, avec les progrès de la civilisation et sous l'influence d'idées plus philanthropiques on visa non seulement à sauvegarder la sûreté publique, mais encore à protéger l'aliéné lui-même contre ses propres violences et à le traiter.

Dès lors l'asile était fondé et un grand nombre d'appareils furent imaginés dans ce double but.

Puis, c'est dans un intérêt thérapeutique, qu'on cherche à maîtriser les mouvements désordonnés des aliénés, et on peut encore voir actuellement à l'asile d'Aversa, près Naples, un très intéressant musée, renfermant les divers instruments mis en usage à cet effet, depuis le nerf de bœuf jusqu'au collier hérissé de pointes (1).

C'est aussi dans le même ordre d'idées, que le Dr Martini, médecin des aliénés de Leubus en Silésie, disait que la coercition constituait parfois, en même temps qu'une mesure de préservation et d'hygiène, une mesure de bienveillance et de charité (2), et qu'Haslam et Guislain (3), prétendaient qu'on devait influencer le moral des malades à l'aide de moyens coercitifs, qui selon eux, les portaient à la réflexion.

A côté des résultats fâcheux qu'entraîne chacun de ces différents moyens pris en particulier, il en est qui leur sont communs et que nous allons passer rapidement en revue.

Nous plaçerons en première ligne la malpropreté des malades, conséquence de la négligence (presque fatale

(1) *Lettre de M. Chambers au Dr Morel* (17 octobre 1857). *Le Non-Restraint*, p. 66.

(2) Casimir Pinel, *Ex. du Non-Restraint. Journ. de méd. ment.*

(3) Guislain, *loc. cit.*, p. 260.

dans ces circonstances), du personnel envers les aliénés qui lui sont confiés. Le Dr Conolly exprimait à ce sujet sa pensée dans ces deux lignes significatives, qui plus tard furent prises par Morel comme devise à son travail sur le non-restraint : « Négligence et coercition sont synonymes » (1).

Nous signalerons encore la fureur « la colère du délire » comme l'appelle Esquirol (2). Guislain (3) avait observé en effet, que parfois l'aliéné devient furieux et s'irrite quand on emploie contre lui des moyens coercitifs, et Marc (4) écrivait en 1840 : « il faut convenir pourtant que depuis qu'on a traité les maniaques avec plus de douceur et d'humanité, l'extrême fureur est devenue chez eux beaucoup plus rare qu'autrefois. » Enfin notre éminent maître M. Magnan, dans une leçon sur les complications de la manie (82-83), avançait qu'en dehors de la manie épileptique, qui d'ailleurs est fort rare, il ne lui était plus arrivé de constater la fureur à l'admission, depuis l'établissement du non-restraint.

Dans quelques cas, la vengeance des malades est encore la conséquence de cette triste pratique; nous en avons à chaque instant la preuve. Comment en effet, un délirant chronique, (pour prendre un exemple fréquent), à cette période si active de son délire, où il est en proie à des hallucinations pénibles, où les moindres gestes, les moindres signes suffisent à lui suggérer l'idée d'ennemis imaginaires, comment, dis-je, n'en verrait-il pas un dans celui qui lui ravit sa liberté physique et le met en quelque sorte à la merci de ses persécuteurs ? A

(1) Conolly, *Treatement of the insane.*
(2) Esquirol, *Maladies mentales*, t. I, page 225.
(3) Guislain, *loc. cit.*, page 260.
(4) H. Marc, *De la folie*, p. 215.

plus forte raison, comment pourrait-il accorder sa confiance au médecin, qui au lieu de consolation et de paroles encourageantes, le fait au contraire attacher comme un coupable et un malfaiteur ?

Enfin, si l'on songe au supplice qu'on inflige à ces malheureux, déjà pour la plupart si péniblement éprouvés par les souffrances et les angoisses qui résultent de leur triste maladie, ne peut-on admettre qu'on développe chez eux des idées de suicide et le dégoût de la vie, ou qu'on enracine davantage ces idées dans leur esprit, si déjà elles y avaient pris naissance ?

Il n'est pas jusqu'au refus de nourriture, qui ne soit souvent, ainsi que le dit Guislain (1) dans son traité sur l'aliénation mentale, « la déplorable conséquence d'un pareil traitement. »

Dans quelques cas encore la coercition, donnant en quelque sorte un coup de fouet à l'affection mentale, fait marcher rapidement le malade vers la démence.

Nous ne voulons pas terminer ce chapitre sans signaler un dernier point, qui présente à coup sûr un certain intérêt au point de vue philanthropique ; nous voulons parler des souvenirs pénibles que laissent quelquefois les moyens coercitifs dans l'esprit des malades. Leuret dans son *Traitement moral de la folie* (2), en cite un exemple assez frappant pour que nous le reproduisions ici : « quelque temps, dit-il, après que M. Théodore tenait un discours si raisonnable, M. Ferrus, le jugeant capable de vivre en liberté, lui accorde sa sortie de l'hospice, sortie qui eut lieu en 1839, depuis lors, il est simple ouvrier, et travaille dans un chantier de bois;

(1) Guislain, *loc. cit.*, p. 260.
(2) Page 339.

sa conduite régulière l'a mis à même de faire quelques économies; il vit sans grand souci de l'avenir, heureux du présent, mais ce n'est pas sans tristesse qu'il se rappelle son séjour dans l'hospice. »

Nous en avons fini maintenant avec ces considérations générales et nous allons dès à présent aborder l'étude des principaux instruments coercitifs qui ont été mis en usage jusqu'ici : Ces intruments sont de deux sortes; les uns plus primitifs et plus simples, sont désignés sous la dénomination générale de liens; les autres plus ou moins complexes suivant les indications multiples qu'ils étaient appelés à remplir, sont connus sous le nom d'appareils.

Liens. — Celse, qui vivait au Ier siècle de l'ère chrétienne, parle des liens (vincula) pour contenir les aliénés; mais il ne donne aucun détail à cet égard (1).

Cœlius Aurelianus, qui vécut après les règnes de Trajan et d'Adrien, conseille aussi de maintenir les fous agités avec des liens; il ajoute qu'il ne faut en user que dans des cas très rares, et en s'entourant de toutes les précautions nécessaires pour éviter les contusions ou les blessures (2).

Un rescrit des empereurs Marc-Aurèle et Commode, adressé à Scapula Tertyllus, l'autorisait à enchaîner les malades, lorsqu'il le jugeait nécessaire (3).

Paul d'Egine ordonnait que les aliénés dangereux fussent maintenus par leurs esclaves, s'ils étaient riches, et par des liens flexibles, s'ils étaient pauvres (4).

(1) Semelaigne, *Étude historique sur l'aliénation mentale dans l'antiquité*, *Journal de médecine mentale*, 1866, p. 181.
(2) Semelaigne, *loc. cit.*, p. 179, *Journ. de méd. ment.*, 1866.
(3) Semelaigne, déjà cité, p. 95, 1868.
(4) Trélat, *Rech. hist. sur la folie*, p. 51 et 52.

Alexandre de Tralles « voulait qu'on liât les fous furieux » (1).

Sennert écrivait en 1641, qu'il était quelquefois nécessaire de contenir et d'enchaîner les maniaques (2).

David Macbride pensait qu'il fallait contenir certains aliénés pour les empêcher non seulement de se nuire à eux-mêmes, mais encore aux autres ; toutefois, il blâmait sévèrement toute espèce de brutalités, et estimait qu'il fallait rejeter les chaînes, « cette machine, qu'on appelle l'*habit serré*, répondant suffisamment aux vues de les contenir sans les blesser. » (3)

Il faut arriver à la fin du XVIIIe siècle pour voir enfin s'accomplir, grâce aux efforts réitérés de Ph. Pinel, cette magnifique réforme à la fois médicale et philanthropique, que C. Aurelianus avait émise en théorie, que longtemps après D. Macbride avait rééditée, et qui rendra à jamais immortel le nom de celui qui l'a mise en pratique. — Dès lors l'aliéné n'était plus relégué au rang du malfaiteur, mais considéré comme un malade, d'autant plus intéressant et plus digne de pitié, qu'il était plus péniblement atteint.

Si Pinel n'a pas été le premier à concevoir cettte idée, ce n'en est pas moins à lui que revient le mérite et la gloire de l'avoir réalisée ; c'est ici le cas de dire avec H. de Lapommeraye (4) : « Quelqu'un conçoit une idée, il l'ébauche, puis il l'abandonne ; un autre la trouve aussi et la met en plein relief ; quand même le second inventeur n'aurait fait que reprendre le thème, il en est l'in-

(1) Delasiauve, *Traité de l'alién. mentale,* p. 190, *Journ. de médecine mentale*, 1868.
(2) H. Trélat, *Rech. hist. sur la folie*, p. 79.
(3) D. Macbride, trad. franç. par Petit-Radel.
(4) *Critique dramatique. Journ.*, Paris, 17 mars 1884.

contestable propriétaire, car c'est l'*exécution* en ce cas, qui est le véritable titre. »

Les partisans du non-restraint, a-t-on dit, ont cherché à amoindrir la gloire de Pinel; notre devoir est de protester ici contre une semblable insinuation. Il suffit de lire, à cet égard, le livre de Gardiner-Hill sur le non-restraint, pour être convaincu du contraire.

De son côté, le Dr Conolly (1), ne rend-il pas hommage lui aussi à la grande œuvre réformatrice de Pinel, quand il écrit : « Heureusement qu'à cette triste période à laquelle nous faisons justement allusion, trois hommes éclairés et humains étaient nommés administrateurs des hôpitaux de Paris ; c'était Cousin, Thouret et Cabanis ; et plus heureusement encore tous les trois étaient les amis du médecin Pinel ».

Non sans doute Pinel n'a pas créé le non-restraint, mais est-ce à dire pour cela, que son œuvre soit moins grande, que sa gloire en soit amoindrie ?

Sa réforme est en quelque sorte l'anneau qui réunit le non-restraint aux procédés barbares usités avant lui. — La nature ne fait pas de sauts, a dit Linné, il en est de même des réformes. Pour l'époque à laquelle vivait Pinel, son œuvre est immense, et ce n'est pas au moment où « la France défendait l'avènement du droit », comme disait Michelet, qu'on pouvait songer à faire disparaître en un jour des préjugés enracinés depuis tant de siècles.

Les biographes ne sont pas d'accord sur l'époque exacte à laquelle eut lieu la réforme. Cuvier la place au commencement de 1792 ; d'autres y compris Scipion

(1) *Treat. of the ins.*, page 9.

Pinel (1), la font dater de la fin de la même année; enfin si l'on s'en rapporte à l'opinion de Casimir Pinel (2), il semblerait que ni l'une ni l'autre de ces deux dates ne soit exacte. En effet, dans ses lettres écrites en février, juillet et novembre 92, et janvier 93, Ph. Pinel, ne fait aucune mention de son séjour à Bicêtre; d'un autre côté le registre de l'hôpital fixe sa nomination au 25 août 93. Il y a donc tout lieu de croire que ce fut vers le mois de septembre 93, qu'il demanda l'autorisation à la Commune de faire enlever les chaînes aux aliénés de Bicêtre.

Dès le lendemain 50 d'entre eux étaient délivrés; quelques jours après, 30 autres l'étaient également (3), « Un de ces aliénés, dit Pinel (4), était resté 36 ans dans ce triste état, un autre 45 ans »; plus loin il ajoute : « On conserve encore la mémoire d'un de ces aliénés, qui était resté 18 ans enchaîné au fond d'une loge obscure, et qui au premier moment qu'il put contempler le soleil dans tout l'éclat de sa lumière rayonnante, s'écria dans une sorte de ravissement extatique : Ah! qu'il y a longtemps que j'ai vu une si belle chose ».

En venant à la Salpêtrière, 3 années plus tard, il fit ce qu'il avait fait à Bicêtre (5).

Cette réforme ne tarda pas à avoir un certain retentissement en Europe, et quand la Retraite d'York s'ouvrait en 1796, l'usage des chaînes y fût proscrit (6).

(1) Sc. Pinel, *Bicêtre en* 1792, p. 39.
(2) Cas. Pinel, *Lettres de Ph. Pinel*, 1859, p. 19.
(3) Cas. Pinel, *Lettres de Ph. Pinel*, 1859, p. 21.
(4) Ph. Pinel, *Tr. de l'alién. ment.*, 1803, p. 201.
(5) Ph. Pinel, préface du *Traité de l'alién. ment.*, 1809.
(6) S. Tuke, *Descr. of the retreat*, p, 164.

Ce fut seulement en 1815 (1), que l'attention du parlement anglais fut attirée sur l'hôpital de Bethelem. Les faits atroces de barbarie qui s'y passaient, furent dévoilés dans un rapport que fit W. Wakefield au comité de la chambre des Communes.

En outre, on peut y lire le triste récit suivant, qui donne une idée des actes de sauvagerie incroyable qui étaient alors tolérés dans cet hôpital : Un officier de marine, du nom de W. Noris, s'étant un jour plaint de la brutalité de son gardien, fut attaché par la ceinture à une chaîne, dont l'extrémité libre traversant le mur qui séparait sa cellule de la chambre contiguë, permettait à son gardien de le précipiter contre le mur de séparation, lorsqu'il lui en prenait fantaisie, sans avoir à craindre la vengeance du malheureux qu'il torturait ainsi. Haslam, alors apothicaire à Béthelem, et inventeur de la ceinture qui porte son nom, ayant été menacé, ou peut-être même frappé par W. Noris, s'en vengea de la cruelle façon suivante : Il fit venir de Newcastle un appareil aussi compliqué que barbare, dont voici la description en quelques mots: Le cou était pris dans un carcan, relié à l'aide d'une courte chaîne à un anneau qui pouvait glisser de haut en bas le long d'une énorme barre de fer verticalement fixée. Une ceinture de fer entourait les reins; elle était maintenue par des lames de même métal, qui passant sur les épaules à la manière de bretelles, lui étaient rivées en avant et en arrière, et étaient en outre reliées au carcan, chacune par un chaînon. Ces différentes pièces étaient rattachées par autant de chaînes à l'anneau mobile. Enfin le pied droit

(1) J. Conolly, *Treat of the insane*, p. 26, 27 et 28 et *Const. and govern.*, p. 169.

du malade était également enchaîné à l'auge dans laquelle on déposait les aliments, tandis que les bras étaient immobilisés par deux bracelets rivés à la ceinture. Dans ces conditions, il était impossible au malheureux Noris de se tenir complètement debout; la seule position qui lui fut permise était le décubitus dorsal. Ce supplice dura 12 ans. Voilà ce qui se passait encore en Angleterre 22 ans après la réforme de Pinel.

Un rapport adressé par Esquirol, en 1818, au ministre de l'intérieur, nous apprend qu'en France à cette époque partout encore, sauf dans quelques grandes villes qui n'avaient pas tardé à prendre part à l'œuvre entreprise à Paris, les chaînes, les menottes, les ceintures de fer, les carcans étaient en usage.

En 1834 (1) même, malgré les efforts des différents aliénistes qui à l'exemple de Pinel, avaient lutté pour la défense de cette belle cause, il existait encore tant en France qu'en Angleterre, un grand nombre d'asiles où leurs vaillantes protestations n'avaient pas encore été entendues.

A Guingamp (côtes du Nord), à Saint-Lizier, dans l'Ariège, dans les prisons du château et des pénitents à Angers, rien n'avait encore été modifié.

En Angleterre, à Saint-Luke, à l'hôpital de Guy, les malades agités continuaient à être attachés au mur toute la journée avec des chaînes. A Glasgow, à Nottingham, à Bedford, les chaînes et les menottes étaient encore constamment en usage.

Aujourd'hui la camisole a partout remplacé les chaînes, dans les asiles où la coercition est encore en vigueur, et

(1) *Rapport de Ferrus*, 1834.

dans quelques années, nous l'espérons, la camisole elle-même aura complètement disparu.

APPAREILS

On désigne sous le nom d'appareils les instruments plus ou moins complexes qui ont été imaginés soit dans un but de répression, soit en but thérapeutique, soit enfin dans un but mixte.

Leurs nombres et leurs variétés sont trop considérables pour que nous puissions les décrire tous ici ; aussi nous contenterons-nous de mentionner les plus importants, et de signaler les particularités intéressantes qu'ils présentent.

Pour mettre un peu d'ordre et de clarté dans notre exposition, nous nous sommes guidés dans cette étude sur le but auquel ils étaient particulièrement destinés, et nous les avons ainsi divisés en deux grandes classes : les appareils fixes et les appareils mobiles.

1° Appareils fixes.

Chiaruggi rapporte qu'à Florence, les agités étaient maintenus à l'aide de lacs dans le décubitus dorsal, les bras fixés le long du corps et les jambes immobilisées dans l'extension (1).

Heinroth raconte que dans certains asiles d'Allemagne, les aliénés étaient emprisonnés dans une boîte, analogue aux boîtes à horloges qu'on rencontre encore dans beaucoup de campagnes. La paroi antérieure présentait au niveau de la face un orifice arrondi, qui permettait au malade de voir au dehors (2).

(1) Berthier, *Passé, présent et avenir*, p. 95.
(2) J. Guislain, t. II, page 263, *loc. cit.*

Horn, à Berlin, faisait mettre les aliénés dans un sac en toile cirée, lié au-dessus de la tête (1).

Haslam leur mettait des entraves, pour les obliger à marcher à petits pas (2).

Coulommiers les revêtait d'une espèce de cône tronqué en osier, supporté par des bretelles passant sur les épaules. Les bras sortaient par des ouvertures latérales et étaient retenus sur le devant de la poitrine à l'aide de lanières (3).

Lowenhayn raconte qu'à Saint-Pétersbourg, on suspendait les agités par la ceinture, à l'aide d'une corde fixée au plafond de la salle, les bras étaient retenus par deux autres cordes attachées au mur (4).

En Allemagne, on les immobilisait à l'aide d'une ceinture, portant à sa partie postérieure un anneau, dans lequel passait une corde tendue verticalement; les bras renfermés dans la camisole, étaient maintenus en croix par des liens fixés aux parois de la chambre (5).

Haslam (6) avait inventé une ceinture, qui portait sur ses parties latérales deux poches en cuir, dans lesquelles on emprisonnait les mains des malades. Cet appareil est encore usité aujourd'hui dans un certain nombre d'asiles tant en France qu'à l'étranger.

En 1834, les menottes étaient encore employées, et le Dr Duncan, médecin d'un établissement situé à 2 milles d'Edimbourg, les préférait à la camisole (7).

(1) Guislain, ouvr. cité, t. II, p. 264.
(2) Berthier, ouvr. cité, p. 95.
(3) *Id.*
(4) *Id.*
(5) J. Guislain, t. II, p. 255, déjà cité.
(6) *Idem*, page 268 et 269.
(7) Ferrus, 1834, p. 86, Rap.

Conolly, en arrivant à Hamwell y trouva environ 600 appareils de coercition, dont la moitié étaient des entraves et des menottes.

Chambers se servait quelquefois pour les aliénés destructeurs, d'un petit manchon en cuir dans lequel les mains étaient retenues à l'aide de courroies fixées aux poignets (1).

Authenrieth empêchait les malades trop criards de troubler le repos de leurs camarades, en leur appliquant sur le visage une espèce de masque en cuir épais, percé d'orifices au niveau des yeux et des narines, et recourbé au dessous du menton, de façon à empêcher la mâchoire inférieure de s'abaisser (2).

Enfin le Dr Balsamo employait chez les malades ayant l'habitude de s'introduire dans la bouche des substances sales et malsaines, une muselière percée d'un grand nombre de trous, et présentant quelque analogie avec les masques des anciennes armures (3).

Nous avons dû passer rapidement sur ces divers appareils, qui pour la plupart sont abandonnés aujourd'hui ; il nous reste encore à parler du fauteuil de coercition et de la camisole, encore en vigueur en France, dans un grand nombre d'asiles.

Le *fauteuil de coercition* n'est autre chose qu'un fauteuil ordinaire en bois fort, sur lequel on peut fixer le malade de différentes façons. C'est Rush qui paraît être le premier à l'avoir décrit.

Un grand nombre de modèles différant plus ou moins entre eux, ont été construits depuis.

(1) Morel, *Non-restraint*, lettre citée, p. 66.
(2) Guislain, t. II, p. 266, *loc. cit.*
(3) Ferrus, *Des aliénés*, 1834, p. 89.

W. Ellis remplaçait les bras du fauteuil par deux petites boîtes, matelassées à l'intérieur, et dans lesquelles les avant-bras du malade étaient maintenus (1).

Fodéré avait inventé un fauteuil dont les bras à ressorts saisissaient l'aliéné dès qu'il s'asseyait (2).

Scipion Pinel décrit un modèle de fauteuil, dont le dos était surmonté d'un casque à mentonnière, destiné à fixer la tête (3).

Enfin Guislain parle d'un système mobile qui communiquait au malade des mouvements plus ou moins étendus dès que celui-ci venait à se remuer (4).

Les inconvénients du fauteuil de coercition sont très nombreux, et nous devons signaler tout au moins les plus importants.

L'immobilité prolongée à laquelle les jambes sont contraintes, leur position déclive, la pression continue exercée par le poids du corps sur les parties molles des membres inférieurs, sont autant de causes qui en entravant la circulation, contribuent à y faire naître de l'œdème.

Les liens par l'action qu'ils exercent sur les différentes parties où ils sont appliqués, action qui est d'autant plus considérable que souvent les malades font de grands efforts pour reconquérir leur liberté, donnent lieu fréquemment à des gerçures, des ecchymoses, des phlegmons, et même quelquefois à des plaques gangréneuses.

Nous signalerons encore comme conséquence presque inévitable de cette attitude, lorsqu'elle est prolongée, la chute du rectum et les hémorrhoïdes, des raideurs arti-

(1) *Treat. of insane*, p. 189 et 195, Conolly.

(2) Berthier; ouvr. cité, p. 95.

(3) *Id.*

(4) Guislain, t. II, p. 267.

culaires et même des déformations plus ou moins accentuées des membres inférieurs. Guislain (1) raconte qu'à l'asile de Gand, il a vu « un grand nombre de ces misérables, qui avaient passé un temps plus ou moins long dans ce fauteuil, marcher les genoux fléchis, et s'asseoir presque continuellement près du poële. »

Enfin des habitudes de malpropreté sont souvent le résultat de cette immobilisation prolongée.

Il nous reste encore à parler de la *camisole de force.* Elle est malheureusement trop répandue et trop connue, pour que nous croyons devoir en faire ici la description. Aussi essayerons-nous plutôt de discuter les graves inconvénients qu'elle présente, et de démontrer que les avantages qu'on lui attribue sont tout au moins problématiques.

David Macbride paraît avoir été le premier à la décrire (2) ; il l'appelait « l'habit serré » (3).

Vers la même époque W. Cullen estimait que le moyen le plus commode pour maintenir les aliénés était « une chemisette serrée » (4).

En France, c'est Ph. Pinel, qui le premier a décrit et vulgarisé la camisole. Nous avons dit combien il avait dû lutter, pour la substituer aux chaînes et aux autres procédés plus ou moins barbares, jusqu'alors en usage.

En province, Esquirol et plus tard Ferrus se sont efforcés de leur côté de propager et de faire entrer dans la pratique, les idées émises par leur illustre prédécesseur.

Le grand argument invoqué par les partisans des

(1) Guislain, t. II, p. 266, *loc. cit.*
(2) Esquirol, *Mal. ment.*, t. II, p. 536.
(3) D. Macbride, trad. de Petit-Radel, chap. des *Mal. ment.*
(4) Trad. de W. Cullen, par Ph. Pinel.

moyens coercitifs, est l'impossibilité dans laquelle on se trouverait, dans les asiles surtout où le personnel, faute de ressources pécuniaires, doit être nécessairement restreint, de protéger les aliénés contre leurs propres violences et contre celles qu'ils sont susceptibles d'exercer envers leurs camarades.

Nous nous réservons d'étudier cette question dans la seconde partie de notre travail où nous décrivons le non-restraint.

Pour le moment, nous nous bornerons à montrer que l'emploi de la camisole n'est pas aussi inoffensif qu'on le croit généralement, et qu'il présente des dangers réels, qui paraissent être méconnus par un trop grand nombre de médecins.

Tout d'abord, il faut avoir vu procéder les gardiens pour avoir une idée des luttes terribles que nécessite la plupart du temps l'application de ce moyen de coercition ; Morel a été plusieurs fois témoin de ce fait, et nous ne pouvons mieux faire que de reproduire ici ce qu'il écrivait à ce sujet (1) : « On a cité ce qu'a d'odieux la coercition par les mains des infirmiers, et je suis parfaitement de cet avis. Mais croit-on qu'il soit possible de mettre la camisole à certains aliénés récalcitrants, sans employer la force des mains et des bras, sans entrer en un mot en lutte avec eux ? J'ai plus d'une fois été le triste témoin de ces luttes, alors que la croyance à la nécessité de la camisole était invétérée dans nos asiles. Des infirmiers vigoureux se saisissaient d'un aliéné et le terrassaient. Ils lui plaçaient un genou sur la poitrine au risque de lui casser les côtes (c'est dans une circonstance de ce genre que le Dr G., placé à l'asile de X., eut le

(1) Morel, *Le Non-Restraint*, p. 49.

sternum brisé par le genou d'un infirmier, et qu'il en résulta pour lui une infirmité incurable) et lui enveloppaient la tête avec un tablier au risque de l'étouffer. Ce n'est que lorsque l'aliéné épuisé par ce duel inégal se rendait enfin, que l'on pouvait parvenir à le camisoler. »

Quand on fait observer aux partisans de la camisole, que les infirmiers en abusent fatalement, ils ne manquent jamais de répondre avec assurance, qu'il n'en peut être ainsi, l'application ne pouvant en être faite que par ordre du médecin. En parlant de la sorte, nous sommes intimement convaincus qu'ils sont tout-à-fait de bonne foi, mais ce dont nous ne sommes pas moins convaincus, c'est qu'ils se font illusion à cet égard. Sans doute, il en devrait être ainsi; mais est-ce possible d'exercer une surveillance assez suivie pour empêcher ces abus ? Aussi que se passe-t-il? Un malade est un peu agité, ou bien c'est un mélancolique qui cherche à se faire mal; vite on lui met la camisole; on est ainsi tranquille sur son compte, et dès lors on n'a plus à s'en occuper. Interrogez les infirmiers à cet égard, ils ne manqueront jamais de trouver une excuse qui ne soit excellente. Pendant la nuit la surveillance est encore plus difficile, je dirai même presque impossible. « J'ai vu mettre la camisole, dit Morel (1), pour les motifs les plus futiles, pour une simple menace non suivie d'effet, pour un propos injurieux, pour le refus ou la mauvaise volonté, mise à travailler ou à manger, et j'ai pu constater que l'irritabilité de certains gardiens, leur paresse, leur mauvais vouloir, exagéraient, à leur insu même, les dangers provenant de l'état mental de certains aliénés. Je pour-

(1) Morel, déjà cité, p. 49.

rais citer des exemples sans nombre arrivés dans des occurences semblables. »

Mais voici qui est encore plus grave, et qui à lui seul suffirait à faire proscrire l'usage de la camisole. Certains aliénés, tels que les alcooliques, ceux atteints de délire aigu, les paralytiques avec bouffées congestives, les maniaques (et ce sont là les circonstances où la camisole est le plus souvent employée), doivent jouir, plus que tout autre, de la liberté pleine et entière de leurs mouvements respiratoires. Si chez ces malades déja débilités et prédisposés aux complications pulmonaires, on vient à entraver cette fonction, en étreignant la poitrine et en immobilisant les côtes, est-il possible d'admettre qu'on fasse une thérapeutique rationnelle ?

Nous venons de dire combien l'emploi de la camisole était préjudiciable au jeu des organes respiratoires ; nous devons ajouter qu'il ne l'est pas moins aux fonctions cutanées, qui sont nécessairement gênées sinon complètement abolies, sous cette enveloppe de forte toile, dont on fait usage pour la construction de cet appareil.

Des lésions cutanées sont aussi quelquefois la conséquence de cette pratique. A ce sujet, M. Magnan s'exprime ainsi dans l'article camisole du *Dictionnaire Dechambre :* « Son application prolongée amène, par les pressions et les frottements sur les parties saillantes, des excoriations, des eschares, des phlegmons et quelquefois des dénudations osseuses, plus particulièrement au coude où elles peuvent être suivies de nécrose de l'olécrâne. »

Nous avons été témoin d'un fait semblable à l'Admission de Sainte-Anne, en 1883, chez un malade alcoolique venant du dehors. Cet individu n'était camisolé que depuis quelques heures,et cependant il présentait déjà au niveau d'un des coudes un hygroma aigu, avec ouverture de la bourse séreuse et écoulement de sérosité, et de pus ; de l'autre côté, la même lésion était en train de se produire et se serait certainement developpée, si la camisole n'avait été enlevée. Supposons que ce malade soit entré dans un asile où la camisole est encore en faveur, vu l'état d'excitation qu'il présentait, la lésion du coude serait certainement passée inaperçue, un phlegmon se serait développé, qui aurait entraîné la dénudation osseuse, et finalement peut-être l'ouverture de l'articulation. Ces cas ne sont pas rares ; M. Magnan en a recueilli un certain nombre d'exemples dans sa pratique.

Pour ne rien omettre, nous signalerons encore l'œdème des membres thoraciques et les empreintes ecchymotiques que laisse sur le dos des malades le gros lacet qui ferme la camisole en arrière (1).

Il nous reste maintenant à parler de la *fixation au lit*, dont les conséquences sont plus graves encore et plus désastreuses que tous les autres moyens coercitifs.

Les anciens se servaient de liens pour fixer les malades au lit. Pendant tout le moyen âge et jusqu'à Pinel, c'était à l'aide de chaînes qu'on obtenait ce résultat.

Macbride, dans le même but, conseillait, après avoir appliqué la camisole, de passer sur la poitrine une large sangle fixée au bois de lit, et même chez les aliénés dangereux d'immobiliser les pieds à l'aide d'entraves. Pinel (2) avait adopté un système analogue, mais il ajoutait qu'il ne fallait pas en user plus de quelques jours.

(1) Foville, art. *Camisole*, *Dictionnaire de médecine et de chirurgie*, 1830.
(2) Déjà cité, 1809, p. 335.

Heinroth (1) avait imaginé une large ceinture en cuir, serrée autour du corps, et munie sur ses parties latérales d'anneaux où passaient des cordes à l'aide desquelles, on pouvait fixer le malade au bois du lit. Les mains étaient retenues par deux bracelets en cuir cousus à la ceinture et les jambes par des entraves.

A la Retraite d'York (2), on se servait d'un appareil assez compliqué dont nous allons donner la description en quelques mots : Une longue sangle en cuir étendue longitudinalement sous le malade était fixée à la tête et au pied du lit par deux crochets. A 14 pouces de l'extrémité supérieure et à 21 de l'inférieure, étaient cousues en croix deux autres sangles moins larges. La supérieure portait à chacune de ses deux extrémités une courroie munie d'une boucle par laquelle on pouvait assujettir les bras ; la sangle transversale inférieure présentait une disposition analogue pour immobiliser les jambes.

Aujourd'hui ces différents systèmes ont fait leur temps et l'appareil le plus généralement employé est la camisole fixée au lit par des courroies.

Déjà Daguin et surtout Georget (3) en 1820, quand il écrivait : « Rien n'augmente la fureur, comme le repos forcé », avait fait quelques timides tentatives pour mettre en évidence les inconvénients et les dangers du procédé, et en 1830, Foville (4) publiait l'observation d'un malade qui mourut asphyxié par le fait de la fixation au lit ; ce malade, s'étant penché sur le côté, fut trouvé

(1) Guislain, déjà cité, p. 272, 273, 274.
(2) Guislain, déjà cité, p. 272. 273, 274.
(3) *Id.*, p. 275, *La Folie.*
(4) *Dict.*, art. *Camisole.*

suspendu en quelque sorte aux courroies postérieures, qui serraient très fortement le bord supérieur de la camisole autour du cou.

Notre excellent maître M. Magnan avait été également à même, pendant le cours de son internat, d'observer des cas de mort survenus dans des circonstances analogues; aussi en 1870, il se prononçait le premier en France d'une façon catégorique, contre cette pratique aussi dangereuse que barbare, et exposait les inconvénients de son application dans les termes suivants (1) : « le malade est étendu sur le dos; grâce à la camisole, il y a déjà une gêne notable à la base du thorax; les fausses côtes et les deux ou trois dernières côtes sont notablement immobilisées. Pour maintenir la partie supérieure du corps, on passe à travers les deux anneaux situés au niveau des régions sus-claviculaires, des liens qui sont attachés en bas et en arrière à la tête du lit; de plus, afin d'empêcher le malade de glisser, on pousse l'oreiller entre les cordons qui passent dessous et la tête qui s'applique et repose dessus, de sorte que toute la partie antérieure et supérieure de la camisole se trouve tendue sur les parties correspondantes du thorax qu'elle immobilise. La poitrine ainsi resserrée à la base et au sommet, ne permettant plus qu'un jeu insuffisant des parois thoraciques, le diaphragme exagère ses mouvements et produit une respiration abdominale qui supplée jusqu'à un certain point à l'imperfection de la respiration thoracique. Mais le malade se sentant retenu dans le haut du corps, devient d'autant plus remuant, lance les jambes de tous côtés; on rapproche alors celles-ci, et les pieds

(1) Art. *Camisole, loc. cit.*

munis d'entraves, sont fixés à l'extrémité inférieure du lit. De là une tension des muscles des parois abdominales, qui gêne l'abaissement si nécessaire du diaphragme. Enfin de fortes alèzes, jetées sur le ventre et les genoux, sont assujetties de chaque côté du lit ; cette dernière précaution complète l'ensemble des moyens si bien combinés pour arriver peu à peu à l'asphyxie, ainsi que le démontre à l'autopsie, l'examen des organes. — Que dans cet état, le malade vienne à se débattre, qu'il fasse quelques efforts, la face s'injecte rapidement, les yeux sont brillants, les jugulaires turgescentes se désemplissent avec peine, le cou gonflé s'étrangle contre le bord rigide de la camisole. Sans compter les cas où le malheureux patient, cherchant à se dégager, finit par glisser sur l'un des côtés du lit, le larynx, poussé alors par tout le poids du corps contre le rebord de la camisole, devient le siège de graves lésions. »

En 1871, M. Rouhier (1) confirmait cette opinion et signalait de son côté les inconvénients de la camisole dans les affections aiguës. Pour la fièvre typhoïde en particulier, il rappelait que Louis, dans un certain nombre de cas, avait constaté une aggravation notable de symptômes à la suite de son application.

Plus récemment encore, M. le Dr Briand (2), dans son excellente thèse sur le délire aigu, affirmait que dans cette affection surtout, l'usage de la camisole était essentiellement dangereux, et déclarait que les quelques guérisons, qu'il avait été à même d'observer pendant le cours de son internat à l'Admission, lui avaient laissé

(1) *De la Camisole*.
(2) Briand, *le Délire aigu*, p. 70, 94, 95 et 96.

l'intime conviction que l'issue favorable était due en grande partie à l'absence de tout moyen coercitif, et surtout pendant la période la plus aiguë du délire.

2° *Appareils mobiles.*

Ces appareils étaient destinés à communiquer au malade un mouvement de déplacement.

Mais n'étant plus employés de nos jours nous nous contenterons de les citer dans un but purement historique.

Bien avant le règne de Trajan, Soranus (1) conseille la *gestation* c'est-à-dire le transfert de l'individu soit à pied, soit à cheval, soit en voiture, en un mot l'exercice.

C'est en prenant cette idée pour base que les anciens désireux d'amener les *mouvements* chez le malade et consécutivement une *secousse physique* assez forte, employèrent l'ellébore pour amener des efforts de vomissement, et d'autres pratiques caractérisées de nos jours sous le nom de brimades, tels que sauts dans une couverture, et tournoiement de l'individu en donnant à celle-ci un plan déclive, et dont l'ensemble constituait l'*elléborisme* (2).

Plus tard, Averrhoës (XIIe siècle) conseille la *balançoire* (3) et nous arrivons au siècle dernier avec Darwin (4) qui préconise une machine rotatoire mise en pratique par John Masson Cox. Hallaran (5) d'une part, Horn et Von Hirsch de l'autre, renchérissent sur Cox en

(1) Soranus. Trélat, *loc. cit.*, pages 16 et 17.
(2) Pinel, *Encyclopédie méthodique*, article *Elléborisme*.
(3) *Recherches historiques sur la folie*, p. 55 et 56, Trélat.
(4) Guislain, *loc. cit.*, tome I.
(5) *Id.*

se servant, le premier d'un appareil dont le mouvement rotatoire se fait le malade étant assis, ou encore couché sur un plan horizontal, le second d'un fauteuil à mouvement rotatoire autour d'un axe passant par le siège. Le troisième d'un hamac auquel on imprimait des mouvements de balancement, de rotation, de secousse et de trépidation.

En un mot tous ces appareils tendaient à plonger le patient dans un état d'hébétude et d'inconscience, résultat de congestions multiples se traduisant par des vertiges, des vomissements, de la diarrhée, etc. résultats tellement pénibles pour le malheureux, qui y était exposé que l'on pouvait affirmer avec raison, que ces moyens réalisaient le meilleur système de coercition lorsque le but n'était pas dépassé. Aussi Ferrus (1) Martin et Esquirol (2) effrayés par ces accidents proscrivirent-ils les appareils dits mobiles, qui tombèrent en désuétude vers 1838 ainsi que le constate Esquirol (3).

§ II. — Contrainte morale.

De même que la coercition physique a pour but de réprimer les violences ou les mouvements désordonnés des malades, de même la contrainte morale est destinée à modérer et à maintenir l'élément intellectuel égaré et surexcité. La crainte et la terreur : tels sont les deux grands moyens employés à cet effet, et que nous avions à étudier ici.

Quoique ces deux questions : coercition physique et

(1) Ferrus, *loc. cit.*, p. 239.
(2) Esquirol, *Des Maladies mentales*, t. I, p. 156.
(3) *Id.*, t. II, p. 215.

contrainte morale soient en quelque sorte connexes, pour la clarté de notre description, nous avons dû les envisager séparément. Nous aborderons maintenant et successivement l'étude des moyens, dont le but est surtout d'engendrer la terreur, et ceux dont le rôle est de produire simplement la crainte.

TERREUR : — Delasiauve (1) raconte que Th. Willis traitait les maniaques par la saignée, les émétiques et les drastiques et même « qu'au besoin, il avait recours à la terreur, au cachot, et aux supplices. »

Lieutaud (2), en 1765, se louait des bains par surprise, de la castration, du trépan, et de la cautérisation de l'occiput au fer rouge.

Guislain (3) raconte que : « Langerman fit apporter un fer rougi au feu, près d'une aliénée, qui refusait de prendre des aliments, et qu'il provoqua par là une terreur tellement salutaire, que la malade croyant qu'elle allait être brûlée, prit avec la meilleure volonté tout ce qu'on lui donnait. »

Reil (4) faisait suspendre les aliénés à une hauteur plus ou moins considérable au-dessus du sol, à l'aide de cordes solidement fixées. Il conseillait aussi de faire partir des armes à feu, et des feux d'artifices à leurs côtés, ou de les effrayer en feignant de les brûler avec des fers rouges.

Guislain (5) allait jusqu'à conseiller de provoquer des émotions, en approchant des malades des animaux repoussants, tels que des serpents, ou des crapauds, etc.

(1) Delasiauve, *Du trait. de l'alién. ment.*, p. 193.
(2) M. Trélat, *Rech. hist. sur la folie*, p. 108.
(3) J. Guislain, t. I, p. 338, *loc. cit.*
(4) Guislain, t. I, page 338.
(5) Guislain, t. I, page 338.

COUPS : — Berthier (1) rapporte qu'Asclépiade battait les maniaques trop excités à l'aide de verges, pour apaiser leurs fureurs.

Un médecin (2), du nom de Titus, disciple d'Asclépiade, vantait l'usage du fouet, comme réveillant « l'attention engourdie et ranimant le flambeau de la raison ».

Jacob Sylvius (3), parlant de mélancoliques, disait : « les uns doivent être querellés, d'autres frappés ou attachés ».

Van Swieten (4) cite un médecin hollandais qui traitait les aliénés par les coups, lorsqu'ils étaient indociles, mais qui avait recours aux caresses et aux consolations, dès qu'ils redevenaient calmes.

En 1777 (5), W. Cullen professait que dans certains cas, il était nécessaire pour calmer l'excitation des maniaques, de provoquer chez eux la crainte de leurs gardiens, en autorisant ceux-ci à les battre, au point de leur infliger des contusions et même des blessures légères; il ajoutait toutefois que les coups étaient une folle barbarie, quand la fureur n'était pas susceptible d'être influencée par la peur et que le malade était incapable de se ressouvenir des instruments avec lesquels on l'avait frappé.

Pinel (6) raconte qu'au dire de Grégory, un fermier du Nord de l'Ecosse, s'était rendu fameux par son traitement de la manie, qui consistait à infliger aux malheureux qui lui étaient confiés, les travaux les plus durs et

(1) Berthier, *Passé, présent et avenir de l'alién. ment.*.
(2) Sémalaigne, *Etude hist. sur l'alién. ment.*, 1866.
(3) M. Trélat, *Rech. hist. sur la folie*, p. 60.
(4) Guislain, Ouvr. cité, t. I, p. 330.
(5) Trad. de Cullen, par Pinel, p. 307.
(6) *Tr. de l'alién. mentale*, 1809, p. 312.

les plus pénibles, et à les cribler de coups dès qu'ils manifestaient la moindre insubordination.

Le même auteur (1) nous raconte qu'il existait dans le midi de la France, un établissement monastique très renommé, où les malades étaient traités par des procédés analogues. Dès qu'un aliéné faisait du bruit dans sa cellule, qu'il refusait de rester au lit ou de prendre la nourriture qui lui était offerte, le surveillant lui intimait l'ordre de s'exécuter sur le champ, sous peine de se voir infliger le lendemain 10 coups de nerfs de bœuf. Si le malade avait persisté dans son obstination, la punition ne se faisait pas attendre. En revanche, quand il s'était montré docile et soumis, il était autorisé, à titre de récompense, à manger à la table de l'instituteur.

Il est inutile de donner aucun commentaire à de tels procédés, qui depuis la réforme de Pinel, ont complètement disparu aujourd'hui, pour ne laisser d'eux que leur triste souvenir.

Bains d'immersion : — C'était également dans le but d'inspirer la terreur, qu'on avait imaginé le bain d'immersion. « Il consistait, dit Esquirol (2), à plonger le malade dans l'eau froide et à le retirer aussitôt ; cette immersion pouvait être réitérée, 3, 4, 5, 6 fois. » Le bain de surprise en différait en ce sens que le malade était précipité dans un réservoir, dans une rivière ou dans la mer, au moment où il s'y attendait le moins.

C'est (3) à l'imagination bizarre de Van-Helmont, qu'on doit l'introduction des bains d'immersion dans la pratique des maladies mentales. Il pensait faire disparaître leurs

(1) *Id.*
(2) Esquirol, *Mal. ment*, t. I, p. 146.
(3) Ph. Pinel, 1809, p. 523.

idées délirantes, en « les oblitérant pour ainsi dire, par un état voisin de la mort ».

Boerhave (1) prescrivait aussi les immersions dans l'eau froide, dont il s'est même montré très-chaud partisan. Plus tard (2) Van-Swieten, son célèbre commentateur conseillait avec confiance ce procédé dangereux, et en faisait un point de doctrine.

W. Cullen (3) prétendait avoir souvent amélioré et même quelquefois guéri des maniaques, en les plongeant brusquement dans l'eau froide et en les y maintenant longtemps, pendant qu'on arrosait fréquemment la tête.

Robertson (4), au dire de Baglivi, aurait obtenu des succès, chez des maniaques et des déments par les bains d'immersion souvent répétés.

Ce moyen était tellement usité au XVIIIe siècle dans le traitement des maladies mentales, que Beaumarchais (5) dans ses *mémoires*, disait en parlant d'un journaliste : « Aucune peine ne peut-être prononcée contre un pareil nouvelliste ; le bain froid et la saignée est le traitement qui lui conviennent ».

Plus tard (6) des expériences sur les animaux démontrèrent que ce prétendu procédé thérapeutique, loin d'être si merveilleux, n'était pas inoffensif, et pouvait même dans quelques cas devenir rapidement mortel. Dès lors, on se borna à une immersion brusque et de courte durée.

(1) Delasiauve, *Du trait. de l'alién. mentale.*
(2) Ph. Pinel, 1809, p. 523.
(3) W. Cullen. Trad. de Ph. Pinel, p. 311.
(4) M. Trélat, Ouvr. cité, p. 93.
(5) Beaumarchais, *Mémoires*, 4e.
(6) Ph. Pinel, 1809, p. 323.

C'était un grand progrès déjà, mais il était difficile de déraciner cette idée qui avait eu tant de vogue pendant tout le XVIIIe siècle, et malgré l'éloquant plaidoyer de Pinel, Guislain en 1826, conseillait encore chaudement les bains d'immersion. Tout en reconnaissant les inconvénients et les dangers des moyens en usage, il pensait qu'à l'aide d'appareils appropriés, on pouvait obtenir des succès réels par ce procédé.

L'appareil (1) à bascule de Willis, établi sur un bassin où l'aliéné pouvait être plongé à volonté, lui paraissait devoir être recommandé.

Lui-même (2) en avait imaginé plusieurs. L'un d'eux aussi bizarre qu'ingénieux, consistait en une cage de fer, représentant un châlet chinois, et pouvant glisser verticalement le long de 4 supports. Dès que l'aliéné y était enfermé, l'appareil rendu mobile à l'aide d'une détente, s'enforçait rapidement par son propre poids dans un bassin sous-jacent. Une fois l'effet produit, un système de mouffles permettait de remonter la cage à son point de départ.

Il conseillait (3) encore un système de pont léger, portant à faux sur le bord du bassin ; l'aliéné, le faisant basculer par son propre poids, était précipité dans l'eau, d'où on le repêchait aussitôt dans un filet.

Nous n'insisterons pas sur ce qu'avaient de dangereux et d'inhumain de semblables moyens. « A-t-on calculé; disait Pinel (4) à ce sujet, les effets combinés que peuvent produire sur un caractère très irascible, une impression

(1) Guislain, Ouv. cité, t. I, p. 388.
(2) *Id.*, t. II, p. 43.
(3) Guislain, Ouvr. cité, t. II, p. 44.
(4) Pinel, 1809, p. 324.

forte de froid sur toute la surface du corps, les moyens violents employés pour opérer cette immersion, la déglutition forcée d'une certaine quantité de liquide, la crainte d'une suffocation imminente, dont l'aliéné ne peut se défendre, ses efforts emportés et tumultueux pour échapper à un danger pressant, sa colère concentrée contre les gens de service, qui exécutent des mesures aussi oppressives ».

Esquirol (1) écrivait de son côté, en parlant des bains de surprise : « Je n'en ai jamais fait usage ; je sais qu'il a été funeste. Lorsque je l'entends prescrire, j'aimerais autant qu'on donnât le conseil de précipiter les aliénés d'un 3e étage, parce qu'on a vu quelques fous guérir après avoir fait une chûte sur la tête. »

Crainte. — Ce triste état de choses dura jusqu'à Macbride ; (2) sous son inspiration, des idées plus philanthropiques prirent naissance. Tout en préconisant qu'il fallait se faire craindre des malades, il blâmait sévèrement les procédés barbares usités avant lui. C'etait déjà un progrès, mais il restait beaucoup à faire. Aujourd'hui même, il existe malheureusement trop d'aliénistes qui en sont encore aux théories de Macbride, et qui journellement ont recours à la douche, autant pour inspirer la crainte aux malades indociles, que pour provoquer une réaction thérapeutique, seul cas auxquels elle devrait être réservée.

Pinel (3) lui-même, recommandait la rigueur et la fermeté, mais seulement envers les aliénés insoumis « pour

(1) Esquirol, *Mal. ment.*, t. I, p. 147.
(2) Trad. de Petit-Radel, p. 430.
(3) Ph. Pinel, 1809, p. 333.

les ramener à l'ordre et les rendre dociles. » Il ne se dissimulait pas cependant ce que ce traitement avait de défectueux, car il écrivait à ce sujet : « Le souvenir des moyens énergiques de répression mis en usage par le surveillant, inspire à certains aliénés un ressentiment profond, ou même une haîne exagérée » (1).

Guislain, (2) tout en admettant la crainte, comme méthode curative, estimait que le médecin devait éviter de l'inspirer lui-même au malade, sous peine de lui devenir odieux et de perdre ainsi sa confiance et son estime. Autre part, il disait : « Plus d'une fois, on a vu des aliénés maniaques, traités par la frayeur, passer dans un état de démence incurable. » Peu conséquent avec lui-même, Guislain n'avait cependant point proscrit ces moyens.

Enfin Leuret (3) conseillait d'agir « promptement et brusquement » si on voulait triompher de la résistance des aliénés. Cette façon de procéder lui valut la lettre suivante (4), qui démontre avec évidence, quelles impressions fâcheuses elle laissait dans l'esprit des malades, qui en étaient l'objet : « J'ai toujours pensé et dit que M. Leuret est un homme d'honneur, voulant le bien, le voulant même pour moi ; je n'en ai différé que quant aux moyens. L'état de trouble, de crainte, de frayeur, de tremblement, où m'a jeté nuit et jour, ce qui s'est passé, et que j'appréhende à chaque instant de voir se renouveler, me donne cette pensée, quand aux moyens. Sur l'honneur, je suis à tout instant, comme si on m'arrachait la chair avec les tenailles ; je ne saurais dépeindre

(1) Ph. Pinel, 1809, p. 286.
(2) J. Guislain, t. II, p. 328.
(3) Leuret, 1840, p. 120.
(4) Leuret, 1840, p. 335.

dans quelle situation de mal-être, me placent les circonstances que je mentionne. *Signé :* Théodore.

« 20 avril 1838. »

La *douche* a de tout temps été le procédé le plus usité pour inspirer la crainte.

Pinel (1) y consacre quelques lignes ; il indique avec soin comment on doit y procéder, et qu'elles sont les précautions dont on doit s'entourer, pour éviter d'affecter péniblement et de choquer l'esprit des malades. Il considérait ce moyen comme très efficace pour vaincre l'obstination de certains aliénés, et il en usait fréquemment à la Salpêtrière.

En Allemagne, on n'était pas moins partisan de la douche de punition, dont on usait même quelquefois d'une façon barbare. Muller de Wurtzbourg (2) parle d'un aliéné furieux dont il calma subitement l'agitation en lui donnant une douche froide sur le ventre. Schneider employait un moyen encore plus cruel, autrefois usité pour torturer les criminels, et qui consistait à faire tomber l'eau goutte à goutte, d'une hauteur de 10 à 20 pieds, sur la tête préalablement rasée.

Guislain (3), tout en condamnant ces procédés qu'il considérait comme trop douloureux, n'en était pas moins partisan de la douche, comme moyen de répression. C'était aussi l'opinion d'Esquirol (4) et de Leuret (5), car tous deux en faisaient largement usage.

Berthier (6) en 1865, affirmait qu'« en maintes occasions,

(1) Ph. Pinel, 1809, p. 204.
(2) Nasse, Zeitsch, 1823, Hoft I, 207.
(3) J. Guislain, t. II, p. 37 et 38.
(4) Esquirol, *Mal. ment.*, t. I, p. 147.
(5) *Loc. cit.*, p. 192, 198 et 199.
(6) *De l'hydroth. dans l'al. ment. Journ. de méd. ment.*, p. 252.

grâce à elle », il avait « pu réprimer des volontés malfaisantes » et il ajoutait que Jacobi, Zeller, Castiglione et Conolly, en avaient aussi reconnu les bons effets, puisqu'ils la préconisaient. En ce qui concerne ce dernier, nous pensons que Berthier a fait erreur, car Conolly (1), écrivait dans son *Traité sur la Folie* : « Le bain-douche n'est employé dans aucun cas, et le bain-pluie l'est rarement, sauf pour des raisons médicales. »

Sankey (2), qui lui succéda à l'asile de Hamwell, partageant les idées de son prédécesseur sur ce mode de traitement, considérait également la douche de punition, comme un procédé défectueux et devant être proscrit dans les asiles d'aliénés; il admettait tout au plus qu'on fît usage du « bain-pluie »; et encore il faisait cette réserve : « Il est absolument nécessaire d'obtenir le consentement du malade, avant d'employer ce moyen : il ne faut pas beaucoup de tact pour y arriver », et plus loin, il ajoutait : « Pendant qu'on les administre, quelque attention et de la bonté, préviendront toute irritation mentale. Dans le cours du traitement, l'esprit du malade en concevrait-il un sentiment d'opposition ou d'antagonisme, mon expérience me dit qu'il ne faudrait pas hésiter à les discontinuer absolument. »

Si la douche n'était encore qu'un moyen plus ou moins brutal d'influencer le moral des malades, et d'en obtenir ce qu'on désire, ce serait assez pour la bannir du traitement de l'aliénation mentale; mais outre qu'elle a le plus souvent comme résultat de ne faire qu'exaspérer ceux qui la subissent, employée sans à-propos et sans mesures, elle peut dans certains cas occasionner la mort.

(1) Conolly, *Treat of the ins*, p. 271.
(2) *Du Journal médico-psychologique*, 1862, p. 584.

4

Le Dr Rech (1) cite à cet égard deux observations assez significatives, dont nous donnons ici le résumé.

Dans la première, il s'agit d'un aliéné, robuste et vigoureux, qui présentait fréquemment la nuit des hallucinations d'un caractère essentiellement pénible. Il sortait alors de son lit, et se prenait à pousser des cris déchirants et à frapper violemment contre les parois de sa loge, privant ainsi ses camarades d'une partie de leur sommeil. Une nuit qu'il était plus excité que de coutume, le médecin pour le corriger prescrivit une douche. Ce ne fut pas sans peine qu'on parvint à l'y conduire, tellement il se débattait avec violence. Il y avait à peine deux minutes qu'il était sous la douche, où il n'avait cessé de crier jusqu'alors, que brusquement il se tût ; en même temps, il pâlit, inclina sa tête sur sa poitrine et s'affaissa ; il était mort, et les réactifs les plus énergiques ne purent le rappeler à la vie. On ne trouva à l'autopsie aucune lésion qui pût expliquer le décès.

La seconde a trait à un maniaque, qui se livrait fréquemment à des actes de violence envers ses camarades. Un jour qu'il avait frappé brutalement un de ses co-détenus, on prescrivit une douche à titre de punition. Malgré sa résistance et ses cris, on parvint à la lui administrer. Il y avait à peine 3 ou 4 minutes qu'il recevait la colonne d'eau, qu'il cessa tout-à-coup de se débattre et s'affaissa. Ce ne fut qu'à l'aide de moyens énergiques, qu'on pût après quelques minutes le rappeler à la vie.

(1) *Annales médico-psychologiques.*

CHAPITRE II.

Du Système Non-Restraint. Historique, Séclusion, Surveillance, Vêtements, Traitement moral.

DU SYSTÈME NON-RESTRAINT.

Jusqu'ici, la coercition physique et la contrainte morale, nous ont seules occupé; il nous reste maintenant pour compléter notre travail à faire la contre-partie de ce qui précède et à montrer quels sont les avantages du non-restraint comparés aux inconvénients du système coercitif. C'est ainsi qu'à la coercition physique, nous avons opposé l'absence de tout moyen coercitif, et qu'à la contrainte morale nous avons opposé le traitement moral. C'est sur ces deux grands principes que repose la théorie du non-restraint.

L'expression *non-restraint* est d'origine anglaise ; elle a le grave défaut d'exprimer incomplètement l'ensemble des moyens thérapeutiques qu'elle était appelée à rendre. Le système qu'on désigne ainsi, ne consiste pas uniquement dans la suppression pure et simple de toute contrainte tant physique que morale, comme on pourrait le croire, par le sens négatif de cette expression; c'est, au contraire, un mode de traitement très actif, et, je dirai même, assez complexe.

Historique. — Le 29 février 1829, à l'asile de Lincoln, en Angleterre, à l'occasion d'un accident suivi de mort, survenu par suite de la fixation au lit à l'aide de la camisole, l'usage de celle-ci fut désormais défendu, sauf dans les cas exceptionnels où il était prescrit par un ordre écrit de médecin. On devait, en outre consigner, sur un registre *ad hoc*, la durée de l'application, et le nom de l'aliéné qui en était l'objet.

Le 4 mai de cette même année, on détruisait une paire d'entraves en fer qui pesaient 3 livres et 8 onces et une de menottes en fer pesant une livre 5 onces, et 5 gilets de force. Le 16 juillet 1832, on faisait des habillements en toile forte pour ceux qui déchiraient les vêtements ordinaires.

Le 21 juillet 1834, les instruments destinés à maintenir les doigts étaient également prescrits, et en 1835, le conseil de l'asile à l'occasion du départ de Hadween, qui en avait été chirurgien jusqu'alors, exprimait sa satisfaction relativement au petit nombre d'aliénés qui pendant son séjour à Lincoln avaient été soumis à des moyens coercitifs.

C'est Gardiner-Hill, qui fut appelé à le remplacer ; dès son arrivée, il s'attacha à restreindre de plus en plus l'emploi des instruments de coercition, et en 1837, après deux années de lutte et d'efforts, il avait enfin triomphé des différents obstacles, et montré qu'avec une organisation spéciale, on pouvait faire du non-restraint un excellent moyen de traitement.

Gardiner-Hill est donc le premier, qui a établi les bases de cette belle conception ; mais, en réalité, c'est à **Charlesworth** que revient la gloire d'avoir définitivement introduit dans la pratique cette grande réforme.

Dans son ouvrage, Gardiner-Hill a donné dans la partie B. une notice détaillée que le Dr Conolly a résumée dans le cadre suivant :

ANNÉES	NOMBRE TOTAL de malades dans l'asile	NOMBRE TOTAL de malades dans la coercition	NOMBRE TOTAL de demandes de coercition	NOMBRE TOTAL d'heures passées dans la coercition
1829 16 Mars	72	39	1.727	20.424
1830	92	54	2.364	27.113
2831	70	40	1.004	10.830
1832	81	55	1.401	15.671
1833	87	44	1.109	12.003
1834	109	45	647	6.597
1835	108	28	323	2.874
1836	115	12	39	334
1837 Mars	130	2	3	28

Et qui nous montre la marche décroissante du système coercitif, suivie à Lincoln par le Dr Charlesworth aidé jusqu'a 1835, par **Hadween** et après par son successeur **Gardiner-Hill** lui-même.

Les résultats obtenus à Lincoln, ne tardèrent pas à avoir du retentissement en Angleterrre, et le non-restraint fut également institué à Hanwell, dans le comté de Middlesex. Ce fut Conolly (1), qui l'inaugura dans cet établissement, lorsqu'il en prit la direction. Il avait suivi les travaux de Gardiner-Hill et de Charlesworth, et avait été conquis par les résultats qu'ils avaient obtenus. Il trouva un appui sérieux dans M. Serjeant, membre du

(1) La plupart des détails historiques ont été puisés dans les ouvrages de J. Conolly.

comité de Hanwell ; ce partisan enthousiaste du non-restraint lui fut d'un grand secours dans l'accomplissement de sa tâche, et l'aida à mener à bonne fin la réforme qu'il avait entreprise.

Quand Conolly prit la direction de l'asile, le 1er juin 1839, celui-ci était organisé d'une façon déplorable. Il y trouva, comme nous l'avons dit, 600 appareils de coercition, dont la moitié était des menottes et des entraves, entièrement à la disposition des gardiens, qui pour les motifs les plus futiles, et même pour décharger leur surveillance, en faisaient usage à tout propos.

A la division des femmes, 40 d'entre elles étaint constamment maintenues comme dangereuses ; dès qu'elles furent rendues à la liberté, la plupart d'entre elles purent être occupées, et les autres restèrent parfaitement inoffensives. Le personnel, dont l'insuffisance et le salaire trop modique rendait la surveillance incomplète, fut augmenté et mieux rémunéré ; dès lors, les rixes, les évasions et les accidents jusque-là très fréquents, devinrent de plus en plus rares, et pour ainsi dire exceptionnels. Les règles de l'hygiène, la plupart du temps négligées d'une façon déplorable, furent rigoureusement observées, et les malades soigneusement nettoyés et lavés. Les vêtements dont l'entretien était irrégulier, furent fréquemment visités et réparés ; pour les malades agités et susceptibles de les détériorer ou de s'en défaire trop souvent, on en fit faire de spéciaux, en toile forte bordée au niveau du col et des manches avec une mince lanière en cuir, et pouvant être fixés en arrière à l'aide d'une petite serrure. La ventilation insuffisante et défectueuse fut également modifiée et la nourriture dont l'abondance et la qualité laissaient à désirer, fut plus choisie et plus largement distribuée. Aux cours étroites et mal éclairées, on substitua de vastes et beaux jardins, où les malades pouvaient tout à leur aise prendre de l'exercice et des divertissements. Enfin chaque quartier fut muni d'un cahier de rapport où étaient consignés chaque jour, le nombre des aliénés et des gardiens, les changements de quartier, l'état d'excitation des malades agités, les accidents, etc. A dater du 21 septembre 1839, tous les appareils de coercition avaient disparu du service, et le nouveau mode de traitement fonctionnait dans toute sa rigueur.

Conolly fut donc un des plus ardents promoteurs du non-restraint, et autant par son exemple que par ses écrits, contribua pour une large part à la propagation de cette nouvelle réforme, dont les résultats lui avaient parus si satisfaisants.

Aussi, ne tarda-t-il pas à recruter de nombreux adeptes, et **Tulk**, **Serjeant Adam** et **Hodgson** lui prêtèrent leur dévoué concours pour plaider la cause qu'il défendait, et lutter contre les partisans de la routine et du préjugé.

En 1841, **M. Wilkes**, en arrivant à Stafford, y trouva toute une collection d'appareils coercitifs plus ou moins variés ; ces instruments étaient à la discrétion du personnel, qui en usait à sa guise. Ce qui l'avait surtout frappé, c'était l'aspect général que présentait l'établissement, dont les fenêtres, protégées par des barreaux en fer, les crampons fixés au mur pour y attacher les malades, des préaux sombres sans arbres et sans fleurs, enfin les cours avec leurs murs élevés, répandaient un air de tristesse et de désolation, et le faisaient ressembler plutôt à une prison qu'à un hôpital. Avec le temps, cet état de choses fut modifié ; les instruments de coercition furent d'abord proscrits, puis progressivement, on transforma l'établissement dans son ensemble, de façon à lui donner un aspect plus riant et à y rendre le séjour moins triste et moins désagréable.

En 1854, après 13 années d'expériences sur plus de 1500 malades, entrés à Stafford, M. Wilkes constatait dans un rapport les excellents résultats qu'il avait obtenus, et concluait en terminant, qu'en règle générale ; « la coercition mécanique dans le traitement de l'aliénation mentale est à la fois inutile et injustifiable. »

Voici les différentes périodes pendant lesquelles le non-restraint continuait à être introduit dans d'autres asiles anglais. En 1842, à l'asile de Glasgow par le Dr **Hutchenson** ; à l'asile maritime de Haslar (Portsmouth) par le Dr **Anderson** ; et par le Dr **Gaskell** à Lancastre. En 1844, par le Dr **Davey**, à Ceylan, et plus tard à la division des femmes à Colney-Hatch, tandis que le Dr **Hood** l'introduisait dans le même asile à la division des hommes et ensuite à Bethelem, à Londres. Dans une période intermédiaire il était introduit à Northampton par le Dr **Nesbitt** et à l'asile de Derby par le Dr **Hitchman**. En 1847, il fut adopté à Armagh, à Londonderry et à Maryborough, où le Dr **Jacobi** exprimait sa confiance dans ce système après un essai de dix-huit mois.

Huxley, à l'asile de Kent et **Campbell**, à l'asile d'Essex, déclaraient également qu'ils n'avaient eu qu'à se louer de la suppression des moyens coercitifs, et **Denne** ne tardait pas à suivre leur exemple et à inaugurer de son côté le non-restraint à l'asile de Bedford en 1854.

Enfin en 1855, **Palmer**, médecin à Lincolnshire et **Scherlock**, médecin à Worcester, proclamaient hautement, que la coercition n'avait jamais existé dans les établissements qu'ils dirigeaient.

Le 30 avril 1853, M. **Ern. Leroy**, alors préfet de la Seine-inférieure, chargeait le Dr **Mérielle**, de l'asile de Saint-Yon, assisté de M. **Deboutteville**, directeur de cet établissement, et de M. **Démarest**, architecte du département, d'aller étudier l'organisation des principaux asiles anglais. Mais le trop court séjour qu'ils firent en Angleterre, ne leur permit pas d'avoir une idée suffisante du mode de fonctionnement du non-restraint, et Deboutteville et Mérielle, à leur retour, firent un rapport qui concluait au rejet de ce mode de traitement, comme étant défectueux et impraticable.

En juillet 1858, le même préfet de la Seine-inférieure, envoyait à son tour en Angleterre, l'éminent aliéniste **Morel**, alors devenu médecin à Saint-Yon, pour compléter les études de son prédécesseur. En 1860, Morel faisait paraître un travail intitulé : « *Le non-restraint ou de l'abolition des moyens coercitifs dans le traitement de la folie* », travail très intéressant et très consciencieux, où il se déclarait partisan du non-restraint ; mais malheureusement des circonstances particulières vinrent entraver ses projets, et l'empêcher de les mettre à exécution.

C'est seulement en 1877, que ce système fut inauguré en France, et c'est à notre excellent maître M. **Magnan**, que revient le mérite d'en avoir été le promoteur.

Déja en 1867, lors de sa nomination comme médecin à l'admission de Sainte-Anne, il avait, avec M. Bouchevreau, substitué le maillot à poches latérales à la camisole, dont il avait été à même de constater les effets déplorables pendant le cours de son internat. Quoique partisan convaincu dès cette époque, des avantages du non-restraint, il lui était difficile de supprimer d'emblée tout moyen coercitif; il se serait alors exposé à soulever de nombreuses protestations, qui n'auraient pu que retarder la réalisation de l'idée qu'il ponrsuivait; aussi ce ne fut qu'en 1879, qu'il introduisit définitivement ce mode de traitement dans toute sa rigueur à l'Admission. M. **Bouchereau,** de son côté, ne tardait pas à suivre l'exemple de son collègue, et à inaugurer à son tour la même réforme dans son service à Sainte-Anne. Ce sont, croyons nous, jusqu'à présent en France, les seuls services avec celui du Dr **Briand** à Villejuif, où le non-restraint soit usité.

Le Dr Konrad nous a récemment appris, dans une conversation que nous avons eue avec lui, qu'à l'asile de Buda-Pesth, en Hongrie, le Dr **Niedermann**, un des médecins de cet établissement, y avait introduit ce mode de traitement depuis 6 ou 7 ans déjà, et qu'à Berlin, à l'hôpital de la Charité, et à l'Institut municipal Berlin-Dalldorf, ainsi qu'en Saxe à l'Institut d'Alt-Scherbit, ce système était également en vigueur.

Après cet exposé, aussi complet qu'il nous a été possible de le faire, de l'histoire du non-restraint, il nous reste maintenant à décrire celui-ci dans ses détails et à examiner successivement les divers éléments qui le constituent. Nous aurons ainsi à étudier la séclusion et la surveillance sur lesquelles nous insisterons tout particulièrement, puis les vêtements des malades, enfin nous terminerons par quelques considérations générales sur le traitement moral.

SÉCLUSION.

Ce serait une erreur profonde de confondre la *séclusion* avec la *réclusion* que Berthier appelle encore l'*encellulement*, et dont font usage les partisans du restraint. La réclusion suppose en effet un véritable emprisonnement plus ou moins prolongé, pendant lequel le malade peut être en outre, dans certains cas, privé de la liberté de ses mouvements. La séclusion, au contraire, est l'isolement temporaire d'un aliéné dans une chambre matelassée ou non, où il ne cesse d'être l'objet d'une surveillance constante de la part du personnel spécialement affecté à ce service, et où dans aucun cas, il n'est maintenu par un appareil coercitif quel qu'il soit.

Nous rejetterons comme impropre l'expression : Confinement solitaire (solitary confinement), employée par les membres de la commission métropolitaine, dans leur rapport adressé en 1844 au lord chancelier, pour désigner la séclusion. Ce terme rend incomplètement à notre avis, le sens qu'on voulait y attacher, car il suppose l'isolement d'un malade, sans surveillance aucune, tandis qu'au contraire, celle-ci doit être continue et de tous instants. C'est trompé par cette fausse interprétation que Falret père et Cas. Pinel ont combattu la séclusion.

La séclusion s'opère dans des chambres d'isolement que, par habitude, on appelle encore aujourd'hui des cellules, mais qui sont, au contraire, de vastes locaux bien éclairés, ne rappelant en rien les réduits obscurs et humides dont on se servait autrefois.

Quand on jette les yeux sur les plans des asiles anglais ou quand on consulte les travaux de Billod, Mérielle et Morel, ce qui frappe tout d'abord, c'est le grand nombre de chambres d'isolement, comparé à l'exiguïté relative des dortoirs. C'est cette disposition qui existe à l'Admission de Sainte-Anne où nous avons puisé la plupart des descriptions qui vont suivre.

Les chambres ont en moyenne à l'admission 4 mètres carrés environ sur 3 mètres 50 de haut ; quelques unes dépassent ces dimensions, d'autres, quoiqu'un peu plus exiguës n'en sont pas moins largement suffisantes au point de vue de l'hygiène. Le sol est recouvert d'un parquet, soigneusement nettoyé et même lavé, lorsqu'il est maculé par les excréments ou les urines des malades. La lumière pénètre par deux fenêtres ; l'une d'elles généralement plus large occupe le plafond de la salle, l'autre est percée dans le mur ; une plaque de tôle présentant de nombreux orifices met cette dernière à l'abri des violences des malades. On peut à l'aide de deux trappes, rendues mobiles par un système de cordes qui pendent extérieurement, laisser pénétrer la lumière ou l'obstruer à volonté ; la nuit, c'est un bec de gaz, placé audessus de la porte et protégé par un grillage, qui éclaire à l'intérieur.

Les murs dans la plupart des chambres sont recouverts de stuc, qu'on peut facilement nettoyer par le lavage ; quelques-unes cependant ont de hauts lambris en bois ; ceux-ci ont, croyons-nous, le grand inconvénient d'exiger plus d'entretien et de répandre parfois une odeur désagréable. Deux portes donnent accès à ces chambres ; l'une d'elles correspond au couloir commun, l'autre s'ouvre sur une petite cour particulière où le malade peut sortir à la belle saison. En hiver, on entretient à l'intérieur une température modérée à l'aide d'une bouche de chaleur s'ouvrant dans le mur.

Enfin, un orifice plus ou moins large, percé dans l'épaisseur de la porte et fermé à l'aide d'une petite plaque mobile en cuivre « *inspection-plate* » qui permet d'exercer une surveillance constante.

Pour les malades trop agités, on se sert de cellules matelassées, dont nous allons donner ici la description.

En Angleterre, les parois et le plancher de ces chambres sont recouverts de plaques formées d'un mélange de caoutchouc et de liège (Kamptuchlicon); cette garniture est très résistante, paraît-il; elle est de plus suffisamment élastique pour amortir le bruit des coups, et préserver les malades de la violence des chocs qu'ils pourraient se donner contre les parois de la cellule. Elle n'a qu'un inconvénient, c'est d'être très couteuse.

A Vienne, on remplace les plaques de caoutchouc par un système moins coûteux et qui ne manque pas d'être assez ingénieux. Aux 4 coins, et à une certaine distance de ceux-ci, sont vissées verticalement de fortes colonnes mobiles en fer, soigneusement garnies. Une toile solide, fortement tendue dans leur intervalle, s'élève du sol à une distance suffisante pour empêcher les malades de la franchir ; ceux-ci peuvent impunément se précipiter contre les parois de leur loge ainsi transformée, sans être exposés à se contusionner.

Nous ne pouvons guère donner une appréciation sérieuse de ce système dont nous ne devons la description qu'au Dr Konrad.

A l'Admission et d'ailleurs dans tous les asiles de la Seine, les chambres matelassées sont ainsi construites : Sur une hauteur de 2 mètres 50 environ à partir du sol existe un capitonnage très épais formé par une couche de varech recouverte d'une forte toile, doublée elle-même d'une autre toile plus solide et enduite d'un vernis qui permet de la laver. La porte est capitonnée de la même façon, sauf au niveau de l'orifice qui sert à la surveillance. Le sol est également tapissé par un paillasson très épais, et même dans certains cas, par des matelas en assez grand nombre pour le recouvrir complètement et transformer ainsi la chambre en un vaste lit. En outre pour empêcher les malades de détériorer les couvertures, on renferme celles-ci dans un étui de forte toile solidement cousu au niveau des bords ; la même précaution étant étendue aux traversins et aux oreillers.

Dans quelques cas, M. Magnan fait mettre dans la cellule une certaine quantité de varech, qu'on remplace lorsqu'il est sale, et qui permet à certains malades de dépenser leur activité morbide et de satisfaire leur besoin incessant de déchirer ; c'était aussi dans ce but, que Pinel faisait quelquefois placer un peu de paille dans un des coins.

Indépendamment de ce genre de chambres d'isolement, qui est réservé aux malades les plus excités, chaque quartier possède en outre un plus ou moins grand nombre de chambres, où la séclusion peut être faite également ; ces chambres ne présentent d'ailleurs rien de particulier, si ce n'est que la fenêtre est protégée par un volet en tôle, percé d'un plus ou moins grand nombre d'orifices à sa partie supérieure, pour laisser pénétrer la lumière.

Nous en avons fini maintenant avec ces descriptions des diverses variétés de chambres d'isolement ; il nous reste à examiner comment on procède à la séclusion et et dans quelles circonstances on doit en faire usage.

Le non-restraint, avons-nous dit, ne suppose aucune

violence, et dans toutes les circonstances où la force est nécessaire, ce n'est toutefois qu'en s'entourant des plus grandes précautions matérielles, et en évitant le plus possible de blesser les susceptibilités et l'amour-propre des malades, qu'on doit y avoir recours. Pour arriver à ce but, il est indispensable de procéder avec méthode; nous allons tracer à cet égard quelques grandes lignes, dont il n'est pas possible de s'écarter sans perdre le bénéfice du système que nous préconisons.

Tout d'abord et d'une façon générale, la séclusion ne doit pas être un moyen de punition; c'est un point, sur lequel insiste également Conolly, dans son travail sur le non-restraint; d'ailleurs dans aucun cas, elle ne doit être appliquée que par ordre du médecin, et il est expressément défendu au personnel d'en prendre l'initiative, sous peine d'encourir un renvoi immédiat.

Pour procéder à la séclusion, il suffit d'un peu de tact et de quelque bon sens. Souvent par la persuasion et une attitude bienveillante, on obtient facilement du malade qu'il s'y prête de bonne grâce; dans d'autres circonstances, assez rares d'ailleurs, il faut recourir à la force. Cinq personnes au moins sont nécessaires pour accomplir cette tâche avec aisance et sans brusquerie. Les deux premières saisissant les membres inférieurs en les enveloppant d'un bras au niveau des cuisses, immobilisent en même temps le tronc, en passant l'autre bras resté libre au-dessous de ce dernier; deux autres plaçant les mains sous les aisselles soutiennent la partie supérieure du tronc, et immobilisent les membres thoraciques enfin une cinquième fixe la tête en la maintenant à l'aide des mains appliquées sur les pariétaux. Ce serait une faute grave d'autoriser cette dernière à saisir le malade par le cou, car outre que cette façon d'agir ne le mettrait pas à l'abri des morsures, on s'exposerait encore à entraver la circulation, et même à déterminer des fractures du larynx, comme Langlet en cite des exemples. C'est ainsi que le malade sera transporté dans la chambre qui lui est destinée et qui sera préalablement préparée à cet effet. On doit après l'y avoir déposé, se retirer le plus rapidement possible et fermer vivement la porte. Pendant toute cette opération, il est essentiellement indispensable d'obtenir du personnel qui l'exécute qu'il ne réponde pas aux questions du malade, et ne lui adresse aucune parole. D'ailleurs le médecin lui-même, ou en son absence l'interne du service, doit présider à l'action et en guider l'ensemble.

SURVEILLANCE

La séclusion effectuée, c'est alors que commence la surveillance, qui pour être réellement effective, doit être permanente. On devra donc avoir à sa disposition un personnel spécial, uniquement affecté à ce service, et ne devant, sous aucun prétexte, abandonner son poste même pour un temps très court. Deux personnes sont généralement suffisantes pour remplir ces fonctions, n'ayant jamais affaire qu'à un seul malade à la fois (d'ailleurs en cas d'urgence une sonnette d'alarme permet d'appeler du renfort).

Tous les quarts d'heure au moins, elle devront par l'ouverture pratiquée dans la porte, jeter un coup d'œil sur chacun des malades qui leur sont confiés, voir comment ils se comportent et s'assurer qu'ils n'ont besoin de rien (la nuit c'est une veilleuse ou un veilleur qui est chargé de ce service). Du lait, du bouillon, des œufs, des tisanes, sont constamment à leur disposition pour donner aux malades le plus fréquemment possible. Outre la visite du matin, le médecin et son interne, tous deux généralement logés, doivent fréquemment passer dans chaque quartier et s'assurer que chacun est à son poste. De plus, à chaque service est adjoint un surveillant ou une surveillante chargés de veiller à la rigoureuse exécution des prescriptions médicales. Ils noteront d'ailleurs avec soin les moindres détails, qu'ils consigneront dans un rapport remis chaque matin au chef de service.

Certains malades refusent les aliments; dans ce cas, c'est à l'interne qu'incombe le soin de les nourrir. Le plus souvent en les raisonnant, ou même en insistant un peu, on parvient à leur faire accepter ce qu'ils refusaient d'abord; dans le cas où ces moyens sont impuissants, il faut alors absolument recourir à l'usage de la sonde œsophagienne.

Sans doute une semblable organisation réclame quelques soins et un peu de patience, mais on est, croyons-nous largement dédommagé de ses peines, par les résultats qu'on en obtient.

Un des grands arguments invoqués contre le non-restraint, est la modicité des ressources, qui ne permettraient pas, particulièrement en province, de disposer d'un personnel suffisant. Cette objection qui nous a été régulièrement faite dans les asiles que nous avons visités, mérite de nous arrêter un instant. Pour installer dans un service le fonctionnement du système en question, il suffit seulement de mettre à profit tous les éléments dont on peut disposer; c'est ainsi qu'un grand nombre de malades tels que: épileptiques, débiles, hystériques, etc., peuvent être utilisés avec leur consentement et sous la surveillance d'une ou deux personnes, pour l'accomplissement de la plupart des soins matériels. D'autres seront envoyés, les hommes dans les ateliers, les champs ou les bureaux, les femmes à la lingerie, la couture ou la buanderie. Pour surveiller toute cette catégorie d'aliénés tranquilles, un personnel restreint est tout à fait suffisant.

Il n'y a que le service des agités, qui réclame un personnel relativement nombreux, et c'est de ce côté surtout que doivent être dirigés les efforts des médecins aliénistes. Il ne faut certainement pas se dissimuler qu'il y a quelques sacrifices à faire pour modifier l'état des choses actuel, mais ce n'est pas à notre sens une considération qui doive nous arrêter ; car, il ne faut pas perdre de vue, qu'en somme les aliénés sont des malades, qui méritent au moins autant d'égards que les autres ; c'est aux médecins à prendre en mains cette belle cause et à insister auprès des conseils d'administration, pour améliorer la triste situation, qui est encore faite aux malades dans un trop grand nombre d'asiles. Les résultats très satisfaisants obtenus en Angleterre et dans les services de Sainte-Anne où le non-restraint est en vigueur sont trop concluants pour qu'on hésite plus longtemps à généraliser ce système, dont les avantages, pour nous, ne sont plus à discuter.

Avant de terminer ce chapitre, nous voulons encore donner quelques détails relatifs aux différentes catégories d'aliénés qui sont particulièrement l'objet de la séclusion.

En 1882-83, M. Magnan présentait, dans une de ses leçons, un malade (délirant chronique) qui, sous l'influence d'hallucinations, était intimement convaincu que les enfants du service étaient possédés du démon ; il voulait alors les exorciser à sa façon. Sans brusquerie et par la seule persuasion, on le conduisit dans une chambre d'isolement ; il put là, tout à l'aise, chasser les esprits malfaisants qui l'assaillaient, et quelques heures plus tard, il reprenait sa place parmi ses camarades, aussi calme et aussi inoffensif que par le passé. Supposons qu'au lieu d'agir ainsi, on l'eût tout simplement camisolé ; que fût-il advenu ? Il se serait débattu, aurait crié, lutté, frappé ses gardiens ; sous l'influence de cette excitation, les hallucinations auraient pris un caractère plus aigu, et d'un malade qu'il était si facile de calmer, on eût fait un fou furieux, qui n'aurait plus vu dans son médecin qu'un complice de ses persécuteurs.

S'agit-il d'un paralytique général, en proie à une bouffée congestive, les bienfaisants effets de la séclusion ne sont pas moins manifestes ; la solitude, le silence, l'absence de toute excitation extérieure, ne tarderont pas à ramener le calme et la tranquillité. Mettez-lui la camisole, il fera pour se dégager de vains efforts, qui n'auront d'autre résultat que d'entraver les fonctions respiratoires et circulatoires et d'accroître la stase sanguine dans les centres nerveux.

Les avantages de la séclusion sont encore plus évidents chez les alcooliques à cette période aiguë de l'intoxication, où les hallucinations sont si actives et si terrifiantes. Il faut voir ces malheureux avec la camisole, pour être édifié sur les souffrances qu'ils éprouvent. L'injection des yeux, l'aspect tuméfié de la face, la tuméfaction des veines du cou, témoignent assez des efforts désespérés qu'ils font pour se dégager de leurs entraves, et lutter contre les ennemis imaginaires qui les environnent. Isolez-les dans une chambre, ils se débatteront à leur aise et sans danger pour personne, et bientôt, sous l'influence du mouvement exagéré qu'ils se donnent, les fonctions cutanées et respiratoires devenant plus actives, l'élimination du poison sera plus rapide, et la guérison ne se fera pas attendre.

Chez les maniaques qui, par leurs cris et leurs gestes incessants, apportent le trouble et le désordre dans les quartiers, la séclusion n'est pas moins heureusement utilisée. L'éloignement des chambres d'isolement, les soustrait aux yeux de leurs camarades qu'ils excitaient et pour lesquels ils pouvaient même devenir dangereux. Le maniaque lui-même y trouve son profit, car il peut donner libre cours à son activité morbide, jusqu'à ce qu'épuisé, il s'endorme d'un sommeil naturel et bienfaisant que les médicaments sont souvent impuissants à lui procurer.

Enfin, c'est surtout chez les délirants aigus, que la séclusion est indiquée, car tout en leur laissant l'entière liberté de leurs mouvements, elle leur procure le calme et la tranquillité dont ils ont tant besoin.

VÊTEMENTS

Le vêtement des agités joue un rôle très important dans l'application du non-restraint; il est en quelque sorte le complément indispensable de la séclusion.

Il s'agissait d'imaginer un costume à la fois simple, commode et résistant. Celui dont nous donnons ici la description réunit assez bien ces différentes conditions. C'est celui dont on fait usage à l'admission et dans le service du Dr Bouchereau; il n'est en somme que le maillot à poches latérales, dont parle M. Magnan, dans l'article *Camisole* du *Dictionnaire de Dechambre*, mais avantageusement modifié par la suppression des poches qui fixaient les mains le long des cuisses.

Ce costume est tout d'une pièce. Il se compose d'un gilet à manches, s'ouvrant en arrière dans toute sa hauteur. A son bord inférieur est solidement cousue une culotte, présentant entre les jambes une fente antéro-postérieure, qui se continue en arrière avec la fente du gilet et s'arrête en avant à cinq ou six doigts de la ceinture. On peut ajouter aux femmes une jupe courte, fixée à l'aide d'une boucle à vis, qu'on peut serrer avec une clef spéciale. De même pour empêcher les malades de quitter leur maillot, deux montures métalliques pouvant se visser l'une sur l'autre, sont adaptées aux extrémités supérieure et inférieure de la fente postérieure du gilet; dans l'intervalle, une rangée de boutons ordinaires complète la fermeture.

Les deux montures métalliques que nous venons de mentionner sont assez ingénieusement construites pour que nous leur consacrions ici quelques lignes de description. La pièce du dessus a la forme d'un disque aplati, des dimensions d'une pièce de cinq francs; elle est perforée à son centre d'un orifice où passe une vis qui traverse la toile sous-jacente, et dont la tête aplatie présente 4 petits trous, dans lesquels on peut engager les pointes d'une clef spéciale destinée à la mettre en mouvement. La pièce du dessous a la forme d'un large bouton de chemise, dont la partie centrale est perforée de façon à recevoir la vis de la première pièce. Cette dernière présente à une petite distance de son bord, un certain nombre d'orifices qui permettent de la coudre solidement au maillot. Quant à la seconde pièce, elle se décompose en deux parties pouvant se visser l'une sur l'autre à travers la toile, à l'aide d'un pas de vis que porte la partie rétrécie intermédiaire. On peut donc enlever facilement ces deux montures pour envoyer le maillot au blanchissage, et c'est l'affaire de quelques instants à peine pour les remplacer.

A Sainte-Anne, on fait usage de deux sortes de maillots ; les uns en grosse toile grise sont très résistants et destinés aux malades violents qui déchirent leurs vêtements ; les autres en toile bleue, plus souples, mais aussi moins solides, sont réservés aux aliénés relativement calmes, mais qui se déshabilleraient constamment, si on ne prenait garde de leur mettre des vêtements dont il leur est impossible de se débarrasser.

Ce n'était pas tout, il fallait encore pourvoir à la chaussure, et trouver un modèle qui pût être solidement fixé aux pieds des malades. Au service du Dr Bouchereau, la chaussure fait corps avec la culotte, dont elle n'est que la continuation ; pour empêcher la toile d'être usée trop rapidement au niveau de la plante du pied, on y coud une semelle en cuir ou en feutre qui la protège.

Chez M. Magnan, ce sont des sandales ordinaires, portant une courroie, qui est cousue par une de ses extrémités à la partie postérieure de la chaussure, et, après avoir passé sur le cou-de-pied, vient se fixer à son point de départ dans une bouche à vis.

Ainsi vêtus, les malades peuvent être impunément laissés libres, sans qu'il soit besoin de leur fixer les bras, pour les empêcher de quitter leurs vêtements.

TRAITEMENT MORAL

Nous ne voulons pas terminer ce travail, sans dire ce

que nous entendons par le traitement moral, et comment le comprennent les partisans du non-restraint.

A l'inverse des médecins, qui, comme nous l'avons dit plus haut, estiment, qu'il est dans certains cas nécessaire d'agir sur l'esprit des malades, soit par la crainte, soit même par la terreur, nous pensons, au contraire, que la bienveillance et la persuasion doivent présider à tous les rapports du médecin avec ses malades. On oublie trop souvent qu'on soigne des aliénés, c'est-à-dire des personnes dont la raison est égarée et auxquelles on doit par ce fait les plus grands ménagements et les plus grands égards. On oublie même trop souvent aussi, que ce sont des malades et qu'on doit s'efforcer d'adoucir leurs misères et leurs peines, loin de chercher à les accroître, en ajoutant aux souffrances déjà si pénibles de leur triste affection, des souffrances nouvelles qu'on peut si facilement leur épargner.

C'est en les consolant, c'est en cherchant pour certains d'entre eux à les divertir et à détourner leurs idées morbides par les jeux, la musique, les spectacles, qu'on méritera sûrement leur confiance et qu'on fera preuve de bon sens et d'humanité.

OBSERVATIONS.

Les observations que nous rapportons ici sont presque toutes personnelles. Elles ont été puisées dans le service de M. Magnan. Nous avons choisi celles qui nous ont paru les plus typiques, et les plus propres à démontrer la supériorité du non-restraint dans le traitement des formes les plus graves de l'aliénation mentale.

OBSERVATION I

G. Marie, âgée de 35 ans, domestique, entre à l'Admission, le 18 mai 1883, avec le certificat suivant :

« Etat maniaque ; désordre dans les idées ; cris, chants ; parle avec volubilité ; violence contre les personnes qui l'entourent ; début remontant à quelques jours. »

Le mari raconte que 3 ou 4 jours auparavant, elle eut une discussion assez vive avec une personne travaillant dans la même maison qu'elle, et qu'à dater de cette époque, elle s'est excitée.

A son arrivée, elle est en proie à une agitation violente ; crie, chante, parle avec volubilité ; les idées les plus variées se succèdent avec rapidité ; les gestes sont désordonnés et nécessitent la présence de plusieurs infirmières pendant qu'on l'examine.

Après avoir été revêtue du maillot, dont nous avons parlé plus haut, elle est placée dans une chambre matelassée, où elle est l'objet d'une surveillance constante. On prescrit 6 gr. de bromure de potassium.

Quoique la peau soit chaude et le pouls rapide, jusqu'au 22 mai, on renonce à prendre la température, à cause de l'excitation violente dans laquelle se trouve la malade. Le 22 mai, le thermomètre marque encore, le soir, 38°4. La langue est sèche ; Pouls, 120°.

Les jours suivants, l'état général s'améliore ; la langue devient humide, mais reste recouverte d'un enduit blanchâtre ; néanmoins la malade boit assez volontiers le lait qu'on lui présente. La température oscille entre 38° et 39°4. L'excitation intellectuelle est toujours aussi grande.

15 juillet. — La température est demeurée stationnaire à 38° depuis

quelques jours; on est encore obligé de renoncer à la prendre, à cause de la trop violente excitation que provoque chaque fois cette opération. En tous cas, les fonctions digestives sont meilleures et les graves accidents du début ne sont plus à craindre.

1er août. — L'état général n'a cessé de s'améliorer ; la malade se nourrit bien, mais elle est toujours très excitée ; elle frappe, crie, chante toute la journée et une partie de la nuit, jusqu'à ce qu'épuisée de fatigue, elle s'endorme spontanément. Le bromure qui, jusqu'ici n'a produit aucun résultat, est supprimé, et on commença à injecter 0,005 milligr. de morphine.

L'état général est tout à fait bon ; la peau est fraîche, la langue excellente et les fonctions digestives s'exécutent régulièrement, mais l'excitation maniaque, malgré les rémissions passagères qu'elle présente, et dont on profite pour laisser sortir la malade dans la cour, ne s'est pas modifiée dans son ensemble, quoiqu'on injecte maintenant 0,047 milligr. de morphine par jour. On doit supprimer les maillots, à cause de la trop grande consommation qu'en fait la malade : on lui laisse seulement sa chemise, en ayant soin de maintenir, à l'aide de la bouche de chaleur, une température constante dans la cellule. On enlève également les matelas, qu'on remplace par du varech, où se blottit la malade pour dormir.

Du 24 septembre au 27 février 1884, la dose de morphine est progressivement élevée à 0,33 centigr., sans changement sensible dans l'état. On renonça alors à la morphine et on commença l'emmaillottement dans un drap mouillé, recouvert de deux couvertures de laine. La réaction se fait très bien, et pendant les premiers jours de ce traitement, on obtient un peu plus de calme. Mais après cette amélioration temporaire, l'excitation ne tarde pas à renaître aussi vive que par le passé. Malgré cela, l'état général continue à être bon ; l'appétit est excellent et même exagéré ; aussi la figure est fraîche, le corps prend de l'embonpoint et respire la santé.

Le 30 mars, on cesse l'emmaillottement et on commence à injecter 1/2 milligr. d'hyosciamine. Cette dose est progressivement augmentée jusqu'au 27 juin, où on s'en tient à 0,01 centigr. par jour, qu'on continue à lui injecter.

30 juillet. — On commence à donner des bains de deux heures.

A partir du 13 août, ces bains sont de 6 heures. Leur durée est encore augmentée de 3 heures à dater du 20 octobre.

Depuis une dizaine de jours, on y laisse la malade 10 heures. Malgré cela, elle est toujours à peu près aussi excitée ; elle chante, crie et injurie sans motifs. Les rares instants de lucidité qu'elle présente, suffisent à montrer qu'elle n'est pas démente et que par conséquent, elle est toujours curable. Quant à l'état physique, il s'est maintenu excellent jusqu'ici, l'embonpoint a persisté et toutes les grandes fonctions s'exécutent régulièrement.

Cette observation est particulièrement intéressante au point de vue du sujet que nous traitons. Voici, en effet, une malade qui est entrée à l'Admission, présentant un état général grave, avec fièvre, sécheresse de la langue, amaigrissement, excitation cérébrale épouvantable ; il y avait tout lieu de craindre que cet état ne s'aggravât encore, et qu'une terminaison fatale ne survînt à brève échéance.

En présence de l'état d'excitation qu'elle présentait, on n'eût pas manqué, dans un asile où le non-restraint n'est pas encore entré dans les mœurs, de la fixer solidement avec une camisole. Qu'en fut-il advenu? les fonctions respiratoires et circulatoires, déjà si fortement lésées, n'auraient pas tardé, sous l'influence de cette puissante entrave à leur libre fonctionnement à subir une nouvelle atteinte ; les poumons et les centres nerveux se seraient rapidement congestionnés, à l'excitation aurait succédé le collapsus, dont le terme fatal ne se serait pas fait attendre. Au contraire, chez notre malade, nous avons vu les accidents graves du début s'amender progressivement, par le seul fait de l'absence de tout moyen coercitif ; le jeu régulier des fonctions respiratoires et circulatoires n'étant pas entravé, la nutrition s'est bientôt relevée, et actuellement, si l'excitation maniaque a résisté aux nombreux agents dirigés contre elle, nous n'en voyons pas moins la malade, après 18 mois de cet état, jouir d'une excellente santé physique, et (ce qui au point de vue du pronostic est essentiellement important), ne présente aucune trace de déchéance intellectuelle.

OBSERVATION II

G. Napoléon, 29 ans, garçon maçon, entre à l'Admission le 6 janvier 1883. Cet homme aurait été trouvé nu dans la rue ; c'est à la suite de cette circonstance qu'il a été conduit à Sainte-Anne.

D'après les renseignements fournis par lui-même, lorsque son état mental fut amélioré, il avoua qu'il absorbait chaque jour, une assez grande quantité de vin, sans toutefois se griser.

A son entrée, il est très excité, il parle avec volubilité ; on démêle des idées confuses de persécution au milieu de ses propos incohérents. La langue est un peu sèche ; l'examen du pouls révèle 104 pulsations. Toute la nuit, il a frappé à la porte ; il paraît en proie à des hallucinations terrifiantes.

On l'isole, en le faisant surveiller, et on lui donne 5 gr. de bromure de potassium, du lait et des bouillons à discrétion.

9 janvier. — L'excitation continue ; le pouls est toujours rapide ; température le soir, 38°. Même traitement, auquel on ajoute 150 gr. de banyuls.

12 janvier. — Langue sèche et jaunâtre. Pouls : 100 pulsations ; Température, M. 37°6, S. 37°8. Cris et chants une partie de la nuit. Le matin, le malade est assez calme ; il prend volontiers ce qu'on lui offre. Même traitement que les jours précédents, plus 3 gr. de chloral le soir en lavement.

14 janvier. — Malgré son chloral, le malade n'a pas dormi. La langue est encore sèche au centre et sur les bords, et rouge à la pointe ; sur les lèvres quelques fuliginosités. Température, M. 37°4, S. 37°2.

15 janvier — Nuit mauvaise. Ce matin, il paraît très effrayé ; il fuit quand on l'approche, et n'accepte qu'avec peine les aliments qu'on lui présente. Propos incohérents. Langue et lèvres recouvertes de croûtes noirâtres. Pouls

irrégulier: 80 pulsations ; Température, M. 37°6, S. 37°. Même traitement que les jours précédents.

17. — L'agitation est toujours grande. La langue est plus humide, mais les lèvres sont toujours sèches et croûteuses. Pour la journée, la température s'élève assez rapidement à 39°2 ; rien dans les organes ne permet d'expliquer cette recrudescence de la fièvre.

18. — Le malade a fait beaucoup de bruit cette nuit, et s'est blessé à la main.

19. — L'excitation cérébrale est toujours grande ; fuliginosités sur les lèvres. La température se maintient toujours au-dessus de 39°.

Du 20 au 22, légère amélioration.

Le 22 au soir, la température remonte à 39°4; la langue est sèche et le pouls rapide.

Dès le lendemain, l'amélioration reparaît; à partir de cette époque la température descend progressivement, la langue devient humide, l'appétit renaît, les hallucinations sont moins fréquentes et prennent un caractère moins pénible.

Le 16 février, l'état général est tout à fait bon, et le malade, en voie de guérison, part pour Ville-Evrard.

Voici donc un alcoolique, qui est arrivé à Sainte-Anne, présentant des accidents aigus très graves, qui ont inspiré des craintes pendant plusieurs jours.

Grâce à la liberté pleine et entière des mouvements respiratoires, grâce aussi au libre exercice des fonctions cutanées, dont l'activité s'est trouvée accrue par le fait même de l'agitation du malade, l'alcool s'est rapidement éliminé par cette double voie, et les accidents du début n'ont pas tardé à s'amender. Si, au contraire, on avait étreint la poitrine de ce malade dans une camisole, n'est-il pas logique d'admettre que cette nouvelle entrave à la circulation pulmonaire et cérébrale déjà si languisante, n'ait pu être le point de départ de congestions, qui auraient amené la mort?

OBSERVATION III

O. Casimir, âgé de 62 ans, typographe, entré à Sainte-Anne, le 27 avril 1883.

Le 27 au matin, il présente une vive excitation maniaque, avec désordre dans les idées et dans les actes, et compliqué de manifestations arthritiques.

Comme traitement : Julep; salicylate de soude 3 grammes, bouillon, lait, œufs, 2 gr. de chloral le soir. De plus le malade est isolé toujours suivant le même procédé.

28. — Malgré le chloral, il a été agité toute la nuit ; toutefois ce matin, il paraît relativement plus calme. Refus intermittent d'aliments. Langue sèche et jaunâtre à la base et sur la ligne médiane. Pouls : 136; Température, M. 39°2, S. 38°6.

29. — La nuit a été meilleure que la précédente, mais ce matin il est

excité ; toutefois, il accepte assez volontiers les aliments. Langue toujours sèche. Pouls : 128 ; Température, M. 38°4, S. 38°8.

Traitement. — 1 pot de tilleul, vin de banyuls, 80 gr. ; julep, extr. mou de quinquina, 2 gr. Le soir, 2 gr. de chloral en lavement.

30 avril. — Le malade est toujours agité et n'a pas dormi cette nuit. La langue, quoiqu'encore un peu sèche, a meilleur aspect. Température, M. 39°, S. 39° 2. Pouls 112.

1er mai. — La nuit a été meilleure. L'excitation est moins vive et il y a moins d'incohérence.

Les accidents articulaires ont à peu près disparu.

La langue est humide et presque normale. Pouls : 116 ; Température, M. 38°4, S. 38°8.

Traitement. — Banyuls 150 gr., additionné de 10 gr. de teinture de cannelle. Julep, extr. mou de quinquina 2 gr., 1 verre de limonade purgative.

2 mai. — Le malade paraît moins effrayé que les jours précédents. Il prête une certaine attention aux questions qu'on lui adresse, et ses réponses sont à peu près correctes.

La langue est humide, mais reste toujours un peu blanche.

Pouls : 108; Température, M. 38°, S. 38°5.

3 mai. — L'amélioration continue à s'accentuer davantage; les idées sont plus nettes et l'agitation a presque disparu.

La langue est maintenant complètement normale.

Pouls : 102; Température, M. 38°2, S. 39°.

4 mai. — L'amélioration persiste; l'excitation intellectuelle s'amende chaque jour, et l'état général continue à devenir meilleur.

Pouls : 108 ; Température, M. 37°8, S. 38°4.

A dater de cette époque, le malade ne cesse de marcher vers la guérison. Le 15 mai, il part pour Ville-Evrard; les idées ne sont pas encore bien nettes, mais l'état général est excellent.

Voici donc un malade qui, entré le 26 avril, dans un état très grave, avec excitation maniaque vive, et manifestations articulaires, sort 19 jours plus tard presque guéri. Tout le traitement a consisté à l'isoler en le laissant complètement libre de ses mouvements et à soutenir ses forces par des toniques et une alimentation aussi reconstituante que possible.

OBSERVATION IV

G. Baptiste, journalier, entre à Sainte-Anne, le 17 mars 1883. Il présente de l'affaiblissement intellectuel, avec excitation, idées ambitieuses incohérentes et inégalité pupillaire.

19 mars. — Ce malade qui avait été relativement calme depuis son entrée, présente ce matin une excitation assez vive, qui se traduit par des cris, des gestes et des tentatives de violences. Il parle en italien de sa fortune, qui se chiffres par millions et de sa force musculaire, qui ne lui fait pas redouter

2,000 hommes. On l'enferme dans une chambre d'isolement, et on prescrit 6 gr. de bromure.

L'après-midi il est plus calme ; il mange les potages qu'on lui présente, et prend sans difficulté, la moitié de sa potion de bromure. Le soir, on lui fait absorber 3 gr. de chloral.

Traitement. — Potages, lait, œufs, vin de Bordeaux 80 gr.

20. — Profitant d'une inattention du gardien, il se sauve dans la cour ; ce n'est qu'avec peine qu'on parvient à le réintégrer dans sa cellule, où il ne tarde pas à se déshabiller. On lui met alors le maillot, qui lui permet de donner libre cours à son activité morbide, sans pouvoir se débarrasser de ses vêtements.

3 gr. de chloral le soir. Soupes, lait, œufs, etc.

23. — Le malade est assez tranquille tant qu'il est seul, mais il s'excite dès qu'il voit entrer dans sa cellule. Il prend dans la journée deux pots de lait et plusieurs potages. 3 gr. de chloral le soir.

25. — Même état intellectuel. Hier il a refusé ses aliments et ses médicaments. Aujourd'hui on lui fait absorber par la sonde œsophagienne : 1/2 pot de lait, 40 gr. d'huile de foie de morue et 8 gr. de bromure de potassium.

27. — L'état intellectuel est toujours le même.

Hier, il a pris spontanément 1 pot et demi de lait, additionné de 8 gr. de bromure.

Ce matin, il refuse toute nourriture, et on est obligé d'avoir de nouveau recours au cathétérisme œsophagien.

29. — Hier et aujourd'hui, il s'est alimenté lui-même, et a absorbé deux pots de lait avec 6 gr. de bromure.

Il est assez tranquille dans la journée, mais il devient menaçant dès qu'il nous voit approcher.

30. — Ce matin, le malade est assez calme ; il répond à peu près correctement, et ne fait plus aucune difficulté pour accepter les aliments qui lui sont présentés. On prescrit encore 4 gr. de bromure.

31. — L'amélioration s'accentue davantage, et le malade est très docile.

1er avril. — Ce matin, légère recrudescence de l'excitation. L'état général est moins bon ; il y a un peu de prostration et la langue est sèche. Refus d'aliments.

2. — Le calme renaît ; la langue est plus humide et le malade mange assez volontiers.

3. — L'amélioration continue à faire des progrès sensibles.

10. — Le malade est tranquille et cause assez raisonnablement avec nous.

Les jours suivants, le mieux s'accentue de plus en plus, et le 17 avril, quand le malade part pour Ville-Evrard, les phénomènes d'excitation ont disparu, l'état général est excellent ; il ne subsiste que de l'affaiblissement intellectuel.

En résumé, état général très grave au début, avec agitation vive, qui disparaissent graduellement à dater du jour où le malade est soumis à la séclusion et au traitement tonique et calmant.

OBSERVATION V

Ch. Alphonsine entre à l'Admission le 6 octobre 1884.

Il y a 4 ans, elle devint triste et mélancolique; elle passait ses journées blottie dans un coin, ne voulant rien faire et ne parlant que de mourir; cet état dura jusqu'en septembre 1883 ; à cette époque, le tableau changea brusquement et la malade fut prise d'excitation maniaque qui nécessita son admission à Sainte-Anne ; transférée à Ville-Evrard, elle en sortit au mois de mars 1884, complètement guérie. Au commencement d'octobre, survient un nouvel accès maniaque (l'accès actuel), pour lequel elle est internée à Sainte-Anne.

A son entrée, elle crie, chante, gesticule, etc. ; langue sèche; temp. : M. 38°7, S. 39°.

Elle est isolée dans une chambre et revêtue du maillot. On prescrit des bouillons, du lait, des œufs, 150 gr. de bordeaux et 3 gr. de bromure de potassium.

Les jours suivants l'excitation persiste et l'état général reste toujours grave; la température oscille entre 38° et 39°.

23. — On constate un érysipèle de la face, qui vient compliquer la situation.

25. — Etat à peu près stationnaire ; pourtant la malade prend, si on insiste un peu, le bouillon et le lait qu'on lui offre. La température est toujours élevée et la langue un peu sèche. L'érysipèle a été benin ; il est maintenant en voie de guérison.

18 novembre. — La malade qui n'a cessé jusqu'ici d'être agitée, est un peu plus calme maintenant. La température qui, à plusieurs reprises a atteint 39°6 le soir et 38°8 le matin, est descendue à 38°2 le soir et 37°8 le matin ; langue normale.

A dater de cette époque, l'état général n'a cessé de s'améliorer.

Actuellement, 26 novembre, l'appétit est régulier, la fièvre a disparu et la nutrition se fait bien ; il ne reste plus qu'un état maniaque modéré, qui guérira vraisemblablement d'ici quelque temps.

Ici encore, nous voyons un état général grave s'amender rapidement par l'emploi du non-restraint et du traitement tonique.

OBSERVATION VI

R. Marie, âgée de..., journalière, entre à Sainte-Anne, le 5 septembre 1884 au soir, atteinte de délire aigu très grave.

D'après les renseignements que nous avons pu recueillir, la maladie lors de l'entrée daterait de 3 jours. Elle a débuté par de violents maux de tête, des hallucinations pénibles, des craintes imaginaires et de la fièvre. La mère de la malade serait morte à l'asile de Clermont, il y a 5 ans.

6 septembre. — A la visite du matin, la malade se met à trembler en nous

voyant, et paraît épouvantée ; elle prononce quelques paroles entrecoupées : « C'est toi, mon Dieu, chasse le démon. »

Langue croûteuse ; haleine fétide ; temp. : 39°4.

On prescrit : 200 gr. de banyuls, additionnés de 4 gr. d'extrait mou de quinquina, des bouillons, du lait, des œufs ; isolement dans une chambre matelassée.

7 septembre. — Toute la nuit, elle n'a cessé de frapper à la porte et de crier ; ce matin pourtant, elle répond à quelques-unes des questions qui lui sont adressées ; mais il est difficile de fixer longtemps son attention, et elle ne tarde pas à être en proie de nouveau à des hallucinations pénibles et à prononcer des paroles incohérentes. Les pupilles sont très dilatées, le pouls notablement accéléré, la respiration bruyante et saccadée ; temp. : M. 38°2, S. 39°.

8 septembre. — La malade a dormi jusqu'au jour. Elle est encore agitée, mais il y a une amélioration sensible. Temp. : M. 37°2, S. 39°4.

9 septembre. — La nuit a été bonne ; à la visite du matin, la malade paraît déprimée ; les idées, quoiqu'encore confuses, le sont moins cependant que les jours précédents ; temp. : 37°.

11 septembre. — Pupilles dilatées ; la malade semble indifférente à ce qui se passe autour d'elle, prononce quelques paroles incohérentes ; temp. : 37°6.

Les jours suivants, les forces reviennent progressivement, et les troubles intellectuels tendent à disparaître.

Le 23 novembre, elle est en convalescence et sort quelque temps après complètement guérie.

Nous n'insisterons pas sur la gravité des accidents qu'a présentés notre malade. Nous avons l'entière conviction, que dans ce cas, en particulier, si on avait employé la camisole, comme moyen de contention, il serait rapidement survenu du collapsus, et la malade aurait succombé.

OBSERVATION VII

Le nommé Dr., limonadier, âgé de 41 ans, entre à Sainte-Anne, le 23 juin 1883.

Ce malade faisait fréquemment des excès alcooliques depuis plus de 5 ans : il buvait surtout du vin et de l'eau-de-vie.

Il y a 4 ans, il eut un premier accès de délirium tremens fébrile, pendant lequel la température s'est élevée à 40°5. Depuis cette époque, à plusieurs reprises, il a présenté des bouffées délirantes accompagnées d'hallucinations pénibles caractéristiques de l'intoxication alcoolique. Simultanément surgirent quelques conceptions ambitieuses, doublées d'idées de persécution très actives, c'est ainsi qu'il a maltraité dans différentes circonstances sa femme et sa fille qu'il soupçonnait de chercher à l'empoisonner.

Le jour de son entrée, dans un accès de délire alcoolique, il s'est précipité la tête contre des moëllons, et s'est fait une plaie du cuir chevelu, s'étendant du vertex à la protubérance occipitale. C'est à la suite de cette circonstance qu'il est amené à Sainte-Anne.

A son arrivée, il est très agité, crie, fait des gestes et déclare qu'il ne veut plus vivre, qu'il souffre trop. Un service de surveillance constante est établi, de façon à ce qu'il soit gardé à vue nuit et jour. Temp. : 38°.

On prescrit du lait, des bouillons et 150 gr. de banyuls.

24 juin. — La température s'élève brusquement, en raison des phénomènes inflammatoires qui se passent du côté de la plaie.

25, — Même état.

26 et 27. — La température oscille pendant ces deux jours entre 38°6 et 38°8.

Le 27, au soir, il renverse brusquement son gardien, et se précipitant la tête contre l'angle de la fenêtre, rouvre la plaie qui était en voie de cicatrisation.

28. -- L'agitation est extrême ; le malade cherche sans cesse à arracher les pièces du pansement. On adjoint un second gardien au premier, et on prescrit 8 gr. de bromure de potassium, plus 2 gr. de chloral le soir en lavement.

Temp. : M. 39°, S. 39°6.

29. — Légère amélioration.

Temp. : M. 39°, S. 39°.

30. — Le malade a été agité toute la nuit. Dans la journée il est assez calme.

Temp. : M. 38°6, S. 39°.

7 juillet. — L'état général n'a cessé de s'améliorer, et la température est descendue progressivement aux environs de 38°. Le soir, recrudescence de la fièvre due à la formation d'un abcès le long du bord postérieur du sterno-mastoïdien ; une incision à ce niveau, donne lieu à un écoulement de pus assez abondant.

11. — L'excitation intellectuelle s'est amendée petit à petit ; il ne subsiste plus que quelques hallucinations passagères, et la garde qui n'avait cessé d'être faite près de son lit est supprimée. L'état général est excellent. Temp. : 37°6.

29 juillet. — Le malade est guéri et part en convalescence.

Cette observation est particulièrement intéressante à cause du traumatisme qui est venu se surajouter aux accidents alcooliques. Néanmoins le malade a parfaitement guéri.

OBSERVATION VIII (1)

L. Adèle, brunisseuse, 38 ans, est enfant naturel et n'a jamais connu son père. Du côté maternel pas d'antécédents héréditaires fâcheux. Sobre. Dans le courant de mai 1880, elle se plaint de malaises, de douleurs d'estomac, perd l'appétit, le sommeil ; son humeur devient mobile et ses occupa-

(1) Obs. V, p. 60, de la thèse du Dr Briand.

tions habituelles lui sont insupportables. Elle ne se rend plus à son ouvrage avec la même régularité, cherchant un prétexte pour changer d'atelier, il lui semble que sa patronne va la gronder au sujet de son travail. Peu à peu elle se montre effrayée, les gens qui l'entourent lui semblent avoir des figures d'agonisants, toutes les personnes qui l'approchent sont changées, « tout ça n'est pas naturel, il se passe quelque chose d'extraordinaire. » L'excitation, les frayeurs augmentent, deviennent violentes, et le 6 juin la malade entre dans le service de M. Magnan.

Pas de lésions organiques appréciables. Urine normale.

A son arrivée : T.R. 39°. « On fait passer son mari pour ce qui n'est pas. » Hallucinations légères, aspect inquiet; s'excite, demande à partir, déchire ses vêtements et refuse de manger. Langue blanche. Purgation saline; Pouls: 104 ; T.R. 38,2.

Le 7 juin, excitation dans la première partie de la nuit, l'aspect est de plus en plus inquiet. Soir, T.R. 39,4.

Le 8, T.R. 39,2. Pouls : 108. L'examen attentif des différents organes ne révèle aucune lésion susceptible d'expliquer l'élévation de la température. La peau est très chaude. La langue est rouge à la pointe et blanche à la base. Loquacité, excitation, frayeurs; « je n'ai jamais rien pris, on m'empoisonne. » On a toutes les peines du monde à lui faire prendre quelques jaunes d'œufs étendus de lait.

Un verre de limonade purgative. Bromure de potassium, 4 gr. Soir, T.R. 40°.

Le 9, T.R. 39°6. Pouls: 120. Aspect tout à fait maniaque, loquacité, chants, propos incohérents. Adèle répète les mots qu'on prononce, recherche les consonnances.

La langue est rouge. Toniques, 3 pilules sulf. de quin. 0,10. Soir; T.R. 40°2.

Le 10, T.R. 39°8. Pouls: 124. La nuit a été mauvaise, la malade se défend de ne pas aimer son mari, même excitation. Ventre ballonné, non douloureux. Langue blanche. Brom. de pot., 4 gr., quinq. 0,30 cent. Vin de Bordeaux, un verre de limonade purgative. Soir, T.R. 40°.

Le 11, T.R. 39°,6. Pouls : 106. La langue devient sèche, elle est rouge à la pointe et brune à la base, les yeux sont excavés, brillants, les pommettes rouges, la face terreuse et le regard vague. Quand on approche du lit, la malade cherche à se dissimuler et à fuir. Gestes bizarres, cris, chants, etc. Brom. de pot., 4 gr., sulf. de quin. 0,30. Limonade vineuse, vin, un verre de limonade purgative. Soir, T.R. 40°.

Le 12, T.R. 39°4. Pouls : 112. Adèle manifeste ce matin des craintes d'empoisonnement un peu moins que d'ordinaire. Elle prend volontiers une tasse de chocolat. La loquacité est la même, les mouvements sont désordonnés, les lèvres conservent leur sécheresse. Pas de sommeil. Sulf. de quin. 0,30. Un verre de limonade purgative. Soir, T.R. 39°8.

Le 13, T.R. 39°2. Pouls : 112. Un peu moins d'excitation et de loquacité, les mouvements des bras et des jambes continuent encore, toutefois la malade n'a pas quitté le lit de toute la nuit. La langue est toujours blanche et épaisse à la base, rouge à son extrémité.

Le bromure, le sulfate de quinine et les toniques sont continués. Soir, T.R. 40°4.

Le 14, T.R. 39°4. Pouls : 112. Même état; pas de sommeil, les traits sont grippés, la face pâle, les pommettes rouges, expuition continuelle.

Même traitement. Soir, T.R. 39°4.

Le 15, T.R. 39°2. Pouls : 120.

La malade a bu son lait assez volontiers; le visage est moins grippé et les traits moins altérés, bien qu'elle n'ait pas dormi de la nuit, 0,20 cent. sulf. de quin. et continuation du même traitement. Soir, T.R. 39°6.

Le 16, T.R. 38°7. Pouls : 92. Adèle qui a été excitée une partie de la nuit a dormi un peu ce matin ; elle est sensiblement plus calme ; sa physionomie est reposée.

Même traitement. Soir. T.R. 39°4.

Le 17, T.R. 39. Pouls : 116. Insomnie, la malade s'excite de nouveau, redevient loquace, ses mouvements sont désordonnés ; elle bouleverse tout dans la chambre, cependant son attitude se rapproche davantage de l'excitation maniaque simple. La langue est encore sèche à la pointe.

Même traitement et un verre de limonade purgative. Soir, T.R. 39°8.

Le 18, T.R. 40. Pouls : 132. La journée d'hier a été mauvaise. Adèle n'a pu avaler que quelques cuillerées de lait. Des spasmes de la glotte lui font rejeter les aliments qu'on lui présente, la nuit également mauvaise : la malade prise de frayeurs continuelles, n'a fait que pousser des cris, se sauvant dans tous les coins de la chambre. Pas le moindre sommeil. Ce matin, sa voix est rauque. Excitation, cris, frayeurs ; la langue redevient sèche à la pointe et noire à la base. Adèle psalmodie des romances incohérentes sur des airs lugubres, elle offre des légers soubresauts dans les tendons de l'avant-bras; les mouvements des mains sont incoordonnés et s'accompagnent d'un petit tremblement.

La journée a été moins mauvaise. Soir, T.R. 39°6.

Le 19, T.R. 39°4. Un peu d'amélioration. La malade a pris du lait et a pu dormir quelques heures dans la nuit; les secousses médullaires ont disparu. Soir, T.R. 39°.

Le 20, T.R. 38°4. Pouls : 92. L'amélioration semble vouloir se continuer.

La malade se lève du lit pour aller s'étendre sur un paillasson. La langue est humide et rosée, les lèvres et les dents moins encroûtées ; les mouvements sont encore désordonnés. Soir, T.R. 39°.

Le 21, T.R. 38°. Pouls : 100. Plus excitée qu'hier ; elle boit difficilement et crache les aliments, se promène dans la chambre en portant les mains sur tout ce qu'elle rencontre; elle ne parle pas et semble ne pas comprendre ce qu'on lui dit.

Le 22 T.R. 38°. Pouls : 96. L'excitation se rapproche davantage de la manie simple, la langue est moins sèche, les aliments sont acceptés plus volontiers. On continue le traitement avec 2. grammes de chloral pour la nuit. Soir, T.R. 39°4.

Le 23, T.R. 37°8. Pouls : 84, sommeil de 4 heures après l'administration du chloral. Etat général meilleur, se rapprochant de plus en plus de la manie ordinaire. Soir. T.R.

Le 24, T.R. 37°6. Agitation extrême, la malade ne veut pas laisser prendre son pouls. Langue humide couverte d'un enduit jaunâtre. Peau fraîche. Diarrhée. Soir, T.R. 38°.

Le 25, T.R. 38°2. Excitation, mouvements désordonnés. Adèle se roule à terre, bouscule tout dans la chambre. Impossible de prendre le pouls. Soir T.R. 38°.

Le 26, T.R. 37°6. Même état ; bain d'un quart d'heure. Soir T.R. 38°4. Souffle au cœur avec maximum d'intensité au second temps et à la base.

Le 27, T.R. 38°4. Loquacité. La malade qui a dormi un peu cette nuit, mange plus volontiers. Langue humide. Soir T.R. 38°9.

Le 28, T.R. 38°. Soir 38°2.

Le 29, T.R. 38°4. Soir T.R. 39°.

Le 30, T.R. 38°. Sommeil de deux heures ; langue humide et rosée, constipation. Un verre de limonade purgative. Soir T.R. 38°6.

1er juillet. — T. R. 38°4. Pouls 112. La malade, ayant eu la diarrhée hier, n'a pas pris ce matin sa limonade purgative ; la peau est encore chaude, mais moins sèche, la face est pâle et les pommettes sont moins rouges. Soir 38°6.

Le 2, T. R. 38°. Pouls 112, Dans la journée, quelques légers frissons. Soir 39°6.

Le 3, T. R. 38°4. Pouls 116. Peau à peine chaude, langue humide, état franchement maniaque ; la malade cherche à prendre les objets qui l'entourent et à les déchirer. Quelques idées de persécutions avec hallucinations. Elle a vu cette nuit, dit-elle, N. S. P. le pape qui lui a défendu de manger. Auscultation impossible. Soir T.R. 38°2.

Le 4 juillet, T.R. 38°4. Se plaint de ce que son vin n'est pas assez sucré. Dans la journée un frisson. Soir T.R. 40°4.

Le 5, T.R. 40°. Excitation très grande. Impossible de compter le pouls et d'ausculter la malade qui crie dès qu'on applique l'oreille sur sa poitrine. Soir T.R. 40°6.

Le 6, T.R. 40°2. Pouls 130. Même excitation. Pupilles mobiles et inégales par intervalles ; nouvelles idées de persécutions : « on lui met du mercure dans la bouche pour l'empoisonner. » Pas de sommeil. On continue le bromure de potassium et les toniques. Sulfate de quinine, 20 centigr. Soir T.R. 40°4.

Le 7, T.R. 41°. Pouls 140. Les cheveux blanchissent ; abattement profond. La malade reste dans le decubitus dorsal ; ses traits sont profondément altérés, les pommettes sont fortement injectées, le regard est brillant, la peau est chaude et sèche. A la percussion, on trouve de la matité à droite et à la base. L'auscultation, quoique très difficile, laisse percevoir l'existence d'un souffle à ce même niveau. Même traitement. Vésicatoire. Soir T.R 40°8.

Le 8, T.R. 38°8. L'excitation est moindre ; la malade répond aux questions, elle boit volontiers du lait et conserve encore un peu ses forces. Dans l'après-midi, frissons suivis d'une violente excitation. Journée mauvaise. Soir T.R. 41°6.

Le 9, T.R. 39°6. Pouls 120. Langue blanche, peau chaude; quelques sueurs. Toux depuis hier. Pas de crachats. Adèle, parle du pape qu'elle entrevoit parfois, et qui lui défend certaines choses. A l'auscultation, on entend du souffle depuis la base du poumon droit jusqu'au milieu de l'omoplate. Tout à fait en bas, on distingue nettement de nombreux râles sous-crépitants.

Vésicatoires, 50 centigr. Sulfate de quinine. Soir T.R. 41°.

Le 10, T.R. 39°6. Pouls, 108. Se plaint de nouveau du mercure qu'on lui met dans la bouche ; « elle n'aime que les bonnes choses, elle n'est habituée à se priver de rien ; ce n'est pas une raison parce qu'elle n'a pas de famille pour lui faire des misères. » La pneumonie tend à se limiter. Soir T.R. 40°8.

Le 11, T.R. 39°. Pouls, 120. Très excitée pendant la nuit. Ce matin, un peu plus calme; propos incohérents ; on peut cependant obtenir quelques réponses. Pommettes rouges ; langue rouge, recouverte de petites saillies blanchâtres. Sulfate de quinine, 40 centigr. Soir T. R. 41°2.

Le 12, T.R. 40°. Pouls, 120. Assoupissement ; respiration fréquente (48 par minute) ; râle sous-crépitant au tiers inférieur du poumon droit; souffle à la base à gauche. Pleurs, gémissements plaintifs ; mouvements désordonnés ; face rouge. La malade avale volontiers le lait qu'on lui présente. Sulfate de quinine, 40 centigr. Soir T.R. 41°8.

Le 13, T.R. 40°2. Pouls, 132. Un peu de sommeil jusqu'à minuit; au réveil, hallucinations ; voyait le médecin derrière la porte, appelait la fille pour lui faire ouvrir, se levait pour recevoir le pape qui venait dans sa chambre. « Elle lui tendait les deux mains sans scrupule. » Ce matin elle psalmodie des airs lugubres d'une voix cassée; ses traits s'altèrent de plus en plus ; la respiration est haletante. Auscultation impossible à cause des chants de la malade. Les secousses médullaires des mains reparaissaient. Adèle est effrayée, craint qu'on ne la laisse seule, s'accroche à ceux qui l'entourent ; « elle va mourir. » Tâtonnements inconscients autour de son lit. Bromure de potassium, 4 gr. Salicylate de soude 4 gr. Toniques. Soir T.R. 42°.

Le 14, T.R.39°; Pouls : 146. Le salicylate de soude n'a pas pu être administré que fort avant dans la soirée d'hier. Ce matin, les traits sont moins fatigués, les pommettes moins rouges; la malade chante encore, mais cesse dès qu'on lui dit de se taire, sa voix est chevrotante. Adèle tient sa main appliquée sur la région précordiale, les battements du cœur sont éclatants. La respiration est plus libre ; le souffle persiste à la base du poumon gauche, et le râle sous-crépitant au tiers inférieur du poumon droit. Crachats de teinte rouillée adhérents au fond du vase ; la malade rit et s'excite en parlant d'une noce à laquelle elle va assister. Quelques frayeurs par moments ; encore un peu de tremblement des mains. Même traitement. Soir, T. R. 40°.

Le 15, T. R. 39° ; Pouls : 96. La peau est moins chaude ; hier soir, frayeurs très vives ; en entendant le feu d'artifice de la fête, elle croyait qu'on tuait les Français et cherchait à fuir. Ce matin, elle se rend compte de son erreur. « Je vais mieux », dit-elle. Les pommettes sont moins rouges ; l'état général est meilleur ; les soubresauts des tendons ont disparu complètement ; la malade ne tâtonne plus autour d'elle comme les jours précédents et se rend un peu compte de sa situation. L'infirmière lui a apporté un sifflet dont elle se sert pour l'appeler. A l'auscultation, mêmes signes physiques. Soir, T, R. 39°8.

Encore quelques râles sous-crépitants à droite ; la voix est toujours cassée. Sulfate de quinine : 40 centigrammes.

T. R. 41°. Pouls : 120. La soirée et la nuit ont été mauvaises ; excitation violente, pas de sommeil ; la peau est chaude, le tremblement des mains a reparu, les gestes redeviennent désordonnés, les papilles linguales sont noirâtres et se détachent sur un fond rouge et sec, petites ulcérations à la pointe de la langue. Toux opiniâtre. Hallucinations multiples accompagnées de frayeurs ; elle appelle Elise, elle voit un monsieur de Passy qu'elle connait, il est avec son petit garçon. Peut-être faut-il attribuer l'élévation de la température à ce que la malade n'a pas eu de salicylate hier. Le souffle présente au cœur.

Traitement : Bromure de potassium. Salicylate de soude. Toniques. Soir, T. R. : 40°6.

Le 17, T. R. : 39°8 ; Pouls, 120. La respiration est plus facile, la langue moins sèche. Une heure de sommeil dans la matinée. Soir, T. R. : 40°8 ; 2 grammes de salicylate pour la nuit.

Le 18. — T. R. : 38°8 ; Pouls, 104. « C'est le 20 octobre que son mariage sera consommé avec les petits moutons ». Chants ; peau moins chaude ; les pommettes ne sont plus aussi rouges, la langue est rose, humide, les papilles blanches ; le tremblement des mains a disparu. Peu ou point de râles sous-crépitants, encore un peu de souffle à droite. La malade qui se prête assez volontiers à l'examen, répond qu'elle se trouve un peu mieux et cesse de chanter quand on l'en prie. Un peu de diarrhée depuis hier. Soir, T. R. 40°8. 2 grammes de salicylate.

Le 19, T. R. 39°. Excitation dans la soirée d'hier. Prétendait que le médecin lui avait mis un cordon autour du cou ; se sauvait dans un autre lit. Soir, T. R. 40°6.

Le 20, T. R. 39°6. Pouls 128. Peau un peu chaude. Hallucinations de la vue et de l'ouïe : voit son beau-père et lui parle en chantant.

Latoux persiste ; mêmes crachats. Auscultation impossible. Soir, T. R. 40°8. 2 grammes de salicylate.

Le 21, T. R. 38°8. Pouls 132. Excitation, hallucinations, Adèle parle de M. Thiers qui lui défend de mettre sa chemise ; elle fait des efforts très énergiques pour déchirer son drap ; on peut juger par là que ses forces sont assez bien conservées. Elle a dormi quelques heures cette nuit. Sulfate de quinine 40 centigr. Bromure de potassium. Toniques. Soir, T. R. 40.

A 9 heures du soir, elle commence à s'endormir. 2 grammes de salicylate.

Le 22, T. R. 38°. Pouls 120. Excitation moindre; peau encore sèche, langue rose, un peu humide, pas de soubresauts des tendons.

Le 23, T. R. 38°4. Pouls, 120. Aspect moins inquiet, état général meilleur, l'incohérence persiste « Je suis, dit-elle, dans le 3e chasseurs de Boulogne » « Vous êtes médecin, je dois vous obéir » « Donnez-moi du café au lait; je ne puis pas manger beaucoup; mais petit à petit ça viendra » Se nourrit toujours avec difficulté. Sulfate de quinine : 30 centigr. Soir, T. R. 39°.

Le 24, T. R. 38°. Pouls, 126. Incohérence « Je ne m'appelle pas L..., je suis madame M..., ça ne vous regarde pas ». Le râle sous crépitant persiste, mais l'état général est meilleur. Soir, T. R. 39°2.

Le 25, T. R. 38°4. Pouls, 130. L'amélioration se continue; la nuit a été bonne, la malade est plus calme, et mange seule ce matin du pain trempé dans du café au lait; elle avale coup sur coup plusieurs verres de lait. Langue rosée.

Sulfate de quinine : 30 centigr., 3 grammes de salicylate. Sirop de groseilles, eau de seltz. Soir T. R. 39°.

Le 26, T. R. 38°. Pouls, 108. Sommeil pendant la visite. Soir, T. R. 38°.

Le 27, T, R. 38°. Pouls, 108. Elle chante encore, mais d'une voix assurée et moins chevrotante; elle se rapproche de l'état maniaque simple. Soir, T. R. 38°4.

Le 28, T. R. 37°8. Pouls 108. L'amélioration se continue, le sommeil a été bon; malgré son excitation on parvient à fixer son attention et à obtenir des réponses précises. L'amaigrissement est considérable. Soir T. R. 38°2. Adèle est plus tranquille, a dormi une partie de la nuit. « Je dors, dit-elle, quand on ne me jette pas de farine ». Moments de lucidité, espiègleries. Rien à l'auscultation. Soir, T. R, 38°.

Le 30, T. R. 38°. Pouls, 108. Attitude franchement maniaque. « Je ne puis m'empêcher de remuer » dit-elle. Soir, T. R. 38°. Le 31, 37°8. Pouls, 108. Même état, Soir, T. R. 37°8.

1er août. — T. R. 37°6. Pouls 100. Amélioration sensible ; l'appétit est complètement revenu. Soir T. R. 38°.

Le 2, T. 37°8. Pouls 80. Bon sommeil ; calme. La malade a vu hier son mari et l'a bien reçu, mais est très espiègle. Elle s'est levée hier quelques heures. Soir 37°8.

Le 3, T. R. 39°6. Pouls 104. Soir T. R. 38°.

Le 4, T. R. 37°8. Pouls 108. Soir T. R. 38°.

Le 5, T. R. 38°. Pouls 104. Soir T. R. 38°2.

Le 6, T. R. 37°8. Pouls 108. Soir T. R. 38°6.

Le 7, T. R. 38°2. Pouls 108. Un peu plus d'excitation. Le sommeil est toujours bon. Rien dans les organes thoraciques. Espiègleries. Soir, T. R. 38°8.

Le 8, T. R. 38°4. Pouls 108. Soir T. R. 39°4. Se plaint de douleurs dans l'oreille droite. Cataplasme.

Le 9, T. R. 39. Pouls 120. La douleur de l'oreille augmente ; rien de visible à l'extérieur. Soir T. R. 39°6.

Le 10, T. R. 38°8. Pouls 120. On voit poindre une rougeur au pourtour du pavillon de l'oreille. Décoction de mauve et pavots en injections. Cataplasmes émollients. L'excitation revient, la malade se remet à chanter, mais d'une voix moins cassée. Soir T. R. 39°2.

Le 11, T. R. 38°4. Pouls 104. Ouverture de l'abcès. Chants et gestes incohérents. Soir, T. R. 38°6.

Le 12, T. R. 38°. Pouls 104. Mauvais sommeil, cependant l'excitation est moindre. Le gonflement a diminué, et le pus s'écoule par l'oreille. Salicylate 2 grammes. Sulfate de quinine 30 centigr. Soir, T. R. 38°6.

Le 13, T. R. 37°4. Pouls, 112. Souffle précordial disparu.

Le 14, T. R. 37°8. Pouls, 105. Un peu d'abattement, la malade répond moins volontiers que d'ordinaire. Peu de sommeil cette nuit. Soir, T. R. 37°8.

Le 15, T. R. 37°6. Pouls filiforme, 100. Les espiègleries persistent. Pâleur extrême de la face, grande mobilité dans les idées et dans les gestes. Sommeil meilleur, quoique entrecoupé de quelques hallucinations effrayantes. Ce matin elle écoute comme si elle entendait quelqu'un sous son lit. Soir, T. R. 38°.

Le 16, T. R. 37°8. Pouls, 100. Soir, T. R. 38°.

Le 17, T. R. 37°8. Pouls, 104, Soir, T. R. 38°2.

Le 18, T. R. 37°6. Pouls, 100. Le sommeil revient. Bizarreries, chants. Soir, T. R. 38°.

Le 19, T. R. 37°8. Pouls 100. Sommeil léger, attitude encore un peu maniaque. Soir, T. R. 37°8.

Le 20, T. R. 38°. Pouls 96. Soir, T. R. 38°.

Le 21, T. R. 37°8. Pouls 96. L'amélioration se maintient, Adèle est calme et demande à descendre dans le jardin. Incohérence passagère. Soir T. R. 38°.

Le 22. — T. R. : 37°6. Pouls, 92. Soir, T. R. ; 38°2.

Le 23. — T. R. : 38°. Pouls, 92. Soir, T. R. : 38°4.

Le 24. — T. R. : 37°8. Pouls, 80. Soir, T. R. : 38.

Le 25. — T. R. : 37°6. Pouls, 84. La guérison s'affermit de plus en plus. Soir, T. R. : 38°7.

Le 26. — T. R. : 37°4. Pouls, 80. Soir, T. R. :37° 6.

Le 27. — T. R. : 37°4. Pouls, 76. Soir, T. R. : 37°6.

Le 28. — T. R. : 37°4. Pouls, 80. Soir, T. R. : 37°6.

Le 29. — T. R. : 37°4. Pouls, 80. Soir, T. R. : 37°6.

Le 30. — La guérison de l'état aigu est complète; il reste à peine un peu de mobilité d'humeur et de l'amaigrissement. La malade mange avec appétit. Ses forces reviennent peu à peu, et elle ne conserve qu'un vague souvenir de toutes ces frayeurs. Elle semble sortir d'un songe et ne croit pas être dans le service depuis si longtemps. Elle parle de son mari, de ses enfants et demande à les voir; elle rit, elle plaisante avec les autres malades et reste un peu plus enjouée qu'elle ne l'était précédemment, se montrant très enchantée de la moindre espièglerie.

Le 20 octobre. Adèle est d'humeur moins mobile, ses règles qu'elle n'avait pas eues depuis plusieurs mois, ont reparu sans déterminer de changements notables dans le caractère de la malade.

Le 30. — Adèle est allée passer une journée dans sa famille, et s'est très bien comportée. La convalescence persiste, mais les forces reviennent lentement.

Le 12 novembre, la malade quitte le service complètement guérie. Nous n'avons pas perdu de vue notre malade depuis sa sortie, elle vient de temps en temps à la consultation gratuite et sa guérison se maintient Après quelques semaines de séjour à la campagne elle a repris son embonpoint, et a pu, en revenant à Paris, se livrer à ses occupations habituelles.

Nous avons tenu à citer cette observation tout au long à cause de la gravité exceptionnelle des accidents qu'a présentés la malade. C'est incontestablement un des exemples qui tendent le plus à mettre en évidence les avantages du système que nous préconisons, auquel il faut certainement attribuer une large part dans l'issue favorable.

CONCLUSIONS.

1° Tous les instruments, destinés à produire la coercition physique, doivent être absolument abandonnés dans le traitement de l'aliénation mentale, quels que soient leurs perfectionnements.

2° Les moyens, quels qu'ils soient dont le but est d'agir sur l'esprit des malades par la crainte ou la terreur, et dont l'ensemble constitue la contrainte morale, doivent être également proscrits.

3° La séclusion, la surveillance et le maillot seront substitués à la coercition physique, et la persuasion et la douceur (cette dernière, surtout lorsque l'emploi de la force est nécessaire), devront remplacer la contrainte morale.

BIBLIOGRAPHIE

Billod (E.) — *Relation d'une visite à l'asile des idiots d'Earlswood (comté de Surrey) suivie de quelques réflexions sur le no-restraint. Paris*, 1860, in-8°. Extrait de la *Gazette hebdomadaire* du 28 juin.

Brière de Boismond. — *Observations critiques sur le système de no-restraint, etc., etc. Gazette des hôpitaux*, 2 et 4 mai 1844.

Bucher. — *Notice sur Ph. Pinel*, 1821. *Journal des progrès des sciences médicales*, t. II, p. 271.

Bricheteau. — *Discours sur Ph. Pinel*. Paris, 1828, in-8°.

Berthier. — *Passé, présent et avenir de l'aliénation mentale. Journal de médecine mentale*, 1865.

Berthier. — *De l'hydrothérapie dans l'alién. ment. Journal de médecine mentale*, 1865, p. 218.

Berthier. — *De l'encellulement. Journ. de méd. ment.*, 1864.

Briand (M.) — *Du délire aigu*. Thèse de Paris, 1881, n° 136.

Conolly (J.) — *The construction and government of Lunatic Asylums*, 1847, London, in-8°. (With plans.)

Conolly (J.) — *The treatment of the insane without mechanical restraints* London, 1856, in-8°.

Cuvier (G.) — *Eloge historique de Pinel; Recueil des éloges historiques*, t. III, p. 32. Paris, 1827.

Celse. — *Traité de la médecine* (en huit livres). Trad. Fouquier. Paris, 1826.

Cullen (W.) — *First lines of the pratice of physic*. London, 1777, in-8°. Première trad. franç., par Ph. Pinel : *Institutions de médecine pratique*. Paris, 1785, 2 vol. in-8°; deuxième par Bosquillon. Paris, 1785-1787, 2 vol.; troisième, par M. de Lens. Paris, 1819.

Deboutteville et Mérielle. — *Rapport sur la visite des asiles d'aliénés de la Grande-Bretagne*. Rouen, 1853, 1 vol. in-8°.

Dupuytren. — *Notice sur Ph. Pinel*. Paris, 1826, in-4°. Extr. du *Journal des Débats*.

Ducasse. — *Notice nécrologique sur Ph. Pinel*. Séance publique de la Société de médecine de Toulouse, 1827.

Delasiauve. — *Du traitement de l'aliénation mentale. Journal de médecine mentale*, 1868.

Esquirol (J.-E.-D.) *Des établissements d'aliénés en France, etc.* (*Mémoire* présenté au Ministre de l'Intérieur en 1818.) Paris, 1819, in-8°.

Esquirol (J.-E.-D.) — *Des maladies mentales*. Paris, 1838, 2 vol. in-8°.

Falret (J.-P.) — *Visite à l'asile d'Illenau* (*Grand Duché de Bade.*) Paris, 1845, in-8°. (Extr. des *Annales médico-psychologiques*), vol.5, p.419; vol.6, p. 69.)

Ferrus (G.) — *Des aliénés*. Paris, 1834, in-8°, 1 vol.

Garcia Rijo (M.). — *De la Folie puerpérale*, Thèse de Paris, 1879.

Georget (Et.-J.) — *De la Folie*. Paris, 1820, in-8°, 1 vol.

Guislain (J.) — *Traité sur l'aliénation mentale*. Amsterdam, 1826, 2 vol. in-8°.

Gardiner-Hill (R.) — *A lecture on the menagement of Lunatic Asylums, etc.* London, 1839, 1 vol. in-8°.

Geoffroy-Saint-Hilaire. — *Funérailles de Ph. Pinel*. Paris, 1826, in-4°.

Langlet. - *Bulletin de la Société anatomique*. Nov. 1866.

Leuret (E.) — *Du traitement moral de la folie*. Paris, 1840, in-8°, 1 vol.

Marc (C.-H.) — *De la Folie*, 1840, in-8°, 2 vol.

Magnan (V.). — *Alcoolisme*. (*Gazette des hôpitaux*, n°s 100 et 103, 1869.)

Magnan. — Article *Camisole* du *Dictionnaire Dechambre*.

Maudsley (H.) — *Memoir of the late John Conolly*. *The Journal of mental science*, p. 151, July 1866.

Macbride (D.) — *Methodical introduction to the theory and pratice of the art of medecine*, *London* 1777, in-8°. Trad. franç. par Petit-Radel. Paris, 1787, 2 vol. in-8°.

Morel (A.) — *Le non-restraint*. Paris, 1860, in-8°, 1 vol.

Pinel (Ph.) — *Traité médico-philosophique sur l'aliénation mentale*, 1re édit., Paris, an IX (1801), 1 vol. in-8°; 2° édit., Paris, 1809, 1 vol. in-8°.

Pariset. — *Discours prononcé sur la tombe de Ph. Pinel*. Paris, 1826, in-8°.

Pinel (Cas.) — *Lettres de Ph. Pinel*, précédées d'une *Notice* plus étendue sur sa vie. Paris, 1859, in-8°. (Extrait de la *Gazette hebdomadaire de médecine et de chirurgie*, 1858.)

Pinel (Sci.) — *Bicêtre en 1792; Mémoires de l'académie de médecine*, t. V, p. 31, 1836.

Plasensia (T.-A.). — *Manicomios de los Estados Unidos y Europa. Habana*, 1880, 1 vol. in-8°.

Report of the Metropolitan Commissionners in Lunacy to the lord Chancellor. London, 1844, 1 vol. in-8°.

Respaut (J.). — *Du Délire épileptique*, Thèse de Paris, 1883.

Robin (l'abbé.) — *Du traitement des insensés dans l'hôpital de Bedlam*. Paris, 1787, in-8°.

Report, together with the minutes of ividency, etc, from the Comittee appointed to consider of Revision being made for the better Regulation of Mad houses in England. London, 1815.

Rech (H.) *De la douche*. *Annales médico-psychologiques*, 1847, p. 124.

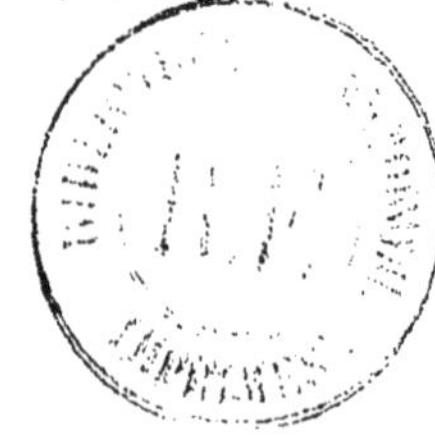

Roux (P.-M.) — *Notice sur Ph. Pinel. Recueil de la Société de Médecine de Marseille*, t. II, p. 398.

Rouhier. — *De la camisole ou gilet de force.* Thèse de Paris, 1871.

Serjeant Adams. — *Remarks on the Report of the Metropolitan Commissionners in Lunacy.*

Saucerotte (C.) — *Ph. Pinel et son époque.* Nancy, 1855. *Mémoires de l'Académie Stanislas*, p. 39.

Semelaigne. — *L'aliénation mentale dans l'antiquité. Journal de médecine mentale*, 1864, 65, 66, 67 et 1868.

Sankey. — *Non-Restraint. Annales médico-psychologiques*, 3e série, t. VIII, p. 577, 1862.

Tuke (S.) — *Description of the Retreat, an Institution near York for Insane Persons, etc.* York, 1813, 1 vol. in-4°. analysée dans la Bibliothèque Britannique des Sciences et Arts, 1815, t. LIX, p. 154.

A. Trélat. — *Recherches historiques sur la folie.* Paris, 1839, 1 vol. in-8°.

TABLE DES MATIÈRES

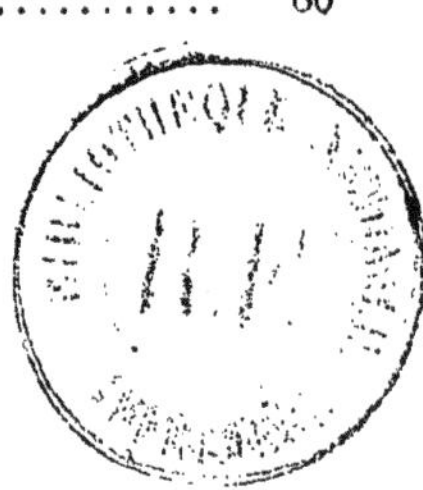

Le Mans. — Imp. A. Drouin, rue du Porc-Epic, 5.

www.ingramcontent.com/pod-product-compliance
Ingram Content Group UK Ltd.
Pitfield, Milton Keynes, MK11 3LW, UK
UKHW021107270726
13993UKWH00006B/1062

9 782329 156781